儿童口腔新思维
——场景化运营

New Perception of Pediatric Dentistry
Scene-based Management

葛 强 著

北方联合出版传媒（集团）股份有限公司
辽宁科学技术出版社
沈 阳

图文编辑：

曹　勇　杨　洋　刘　娜　刘　菲　康　鹤　肖　艳　王静雅　纪凤薇　张晓玲

声明

本书收录图片均由相关医疗机构授权无偿使用。如图片存在侵权行为，由医疗机构承担相关法律责任，与本书作者及出版方无关联，特此声明。

图书在版编目（CIP）数据

儿童口腔新思维：场景化运营 / 葛强著. —沈阳：辽宁科学技术出版社，2020.1

ISBN 978-7-5591-1353-5

Ⅰ.①儿… Ⅱ.①葛… Ⅲ.①儿童医院—口腔科医院—运营管理 Ⅳ.①R197.5

中国版本图书馆CIP数据核字（2019）第242719号

出版发行：辽宁科学技术出版社
　　　　　（地址：沈阳市和平区十一纬路25号　邮编：110003）
印 刷 者：广州市番禺艺彩印刷联合有限公司
经 销 者：各地新华书店
幅面尺寸：168mm×236mm
印　　张：17.5
插　　页：4
字　　数：350千字
出版时间：2020年1月第1版
印刷时间：2020年1月第1次印刷
责任编辑：陈　刚　苏　阳　殷　欣
封面设计：张　珩
版式设计：张　珩
责任校对：李　霞

书　　号：ISBN 978-7-5591-1353-5
定　　价：198.00元

投稿热线：024-23280336
邮购热线：024-23280336
E-mail:cyclonechen@126.com
http://www.lnkj.com.cn

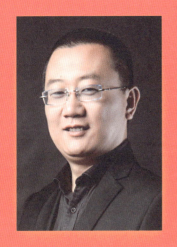

我的半截人生

葛强，被称为"儿童口腔运营专家"，自誉"中国儿童口腔运营的先行者和探索者"。

干过啥？

市场、销售均在不同的公司不同的职位干过好多份，时间都不短。

当过啥？

销售、市场、编辑、组长、主管、经理、总监、总经理都尝试过，现在当了丈夫和爸爸，顺便做个培训师，有几个徒弟管我叫师傅！

在干啥？

曾任某口腔连锁集团华东区负责人，国内最早从事专业儿童口腔运营的职业经理人（其实就是个打杂的保姆加阿姨加店长加……）。现在做一个口腔联盟平台，希望能够推动口腔行业变革。

做过啥？

一个儿牙医生一把牙椅单月产值80万元的业绩，一个儿童口腔门诊业绩半年时间增长10倍，独创儿牙接诊"5"段法，接诊效率提升3倍以上，初诊客户（客单价25000左右）到店成交率高达75%。

想干啥？

把自己总结的儿童口腔运营心得分享给更多需要的人。

要做啥？

想打造一个可复制的"标准化儿童口腔运营体系"，让更多的朋友受益。推动口腔行业"触点思维"模型的应用，让更多朋友能对运营有个全新的认识，助力口腔行业良性发展。闲暇之余，顺便当了几个儿童口腔联锁机构的小顾问，想打造一个全新的儿童口腔运营体系，构建一个全新的商业模式。

（关于儿童口腔，你要有啥想法，我们可以直接沟通）

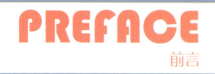

儿童口腔任重道远

从去年开始，一直在做书的撰写，中途想了很多次，我会给这本书写一个什么样的前言，思考了很久，终于动笔，可写什么呢？我想还是来聊聊做儿童口腔的一些亲身经历吧。

1. 什么是有意义的事

从30岁开始，我就给自己定了一个目标，要做一个培训师，我想把自己的销售经验和心得传授给更多的人，用自己的实际行动影响更多的人，让更多的人少走一些弯路。《士兵突击》中的许三多说过一句话："有意义就是好好活，好好活就是做有意义的事情"。我认为让更多的人受益，才是有意义的事情。

于是在一个机缘巧合之下，进入了上一个工作单位——青苗儿童口腔。非常感谢岳江博士对我的带领和指导，让我在青苗儿童口腔负责组建了公司的管理学院，也是从那个时候起，接触到了儿童口腔，进入了口腔行业。

在做市场过程中，我个人深深地感受到家长对口腔知识的无知和无畏。无知，不是家长不爱自己的孩子，也不是不关心自己的孩子，是因为他们根本就不知道这些口腔疾病会对孩子一生造成多么巨大的影响。而无畏则是，当我们在大力宣扬儿童的一些口腔科普知识的时候，很多家长不以为然，即便懂得了，也无所谓，因为他们觉得只要不痛、不难看就不需要去护理和治疗。

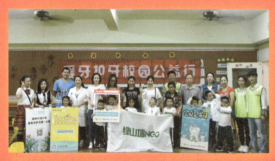

在市场上做活动的时候，作为一个全新的儿童口腔门诊承担了巨大的责任和义务。而我越来越感觉到一个儿童口腔门诊的力量毕竟是有限的，我们应该发动更多力量，尽快地普及这些儿童口腔知识，让更多的孩子和家庭都受益。

2. 真相比事实更严重

2017年开始，我就在不断地思索，如何能快速地推动门诊的扩张，从儿童入手，通过一系列的科普宣教，带动每个家庭口腔意识的提升，从而能够提升全民的口腔意识。但是，还是太慢，市场现状要比我们想象的严重得多，根本不忍直视。

数据显示，2017年出生人口达到1723万人，二胎及以上占出生人口比重超45%。2018年全年出生人口达到1523万人。全国第六次人口普查数据，0～14岁儿童有2.2亿～2.5亿。而据第四次流调显示，12岁儿童恒牙龋患率为34.5%，比10年前上升了7.8个百分点。5岁儿童乳牙龋患率为70.9%，比10年前上升了5.8个百分点，农村高于城市。看到这个报道，作为儿童口腔的从业人员，其实是痛心的，而我们更应该想一想，如何改变这个现状？

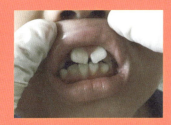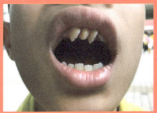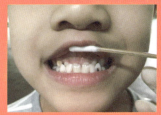

做市场活动的时候，经常能看到这些触目惊心的照片，而这些照片，背后是家长的漠视、习以为常和无动于衷。作为儿童口腔的一分子，我们的未来任重道远。

3. 行动比呐喊更重要

事实的真相一次又一次地在抨击我的心灵，我一直觉得自己做得太少了，也太慢了。我不是医生，我不能"上战场亲自作战"，作为一个非专业人士，我一直觉得自己力量非常的有限。除了市场活动呼吁家长重视口腔科普以外，其实更多的是要让我们的口腔行业都重视儿童口腔，大家都参与进来，只有大家都推动，这个行业才能蓬勃发展，才能让更多的孩子受益。

据报道，中华口腔医学会儿童口腔专业委员会专科会员约3000名。中国平均每10万名儿童有1位儿童口腔医生，而欧美发达或中等发达国家基本在5～10名儿童就有1位儿童口腔医生。

很多人看到这个数字，认为我们跟国外的差距很大，其实不止于此，国民的口腔意识和儿童的口腔问题要比国外严重得多，也就是说即便我们的医生配比和国外一样，可能还是不够用。

此时，我突然意识到，儿童的口腔教育来自家庭，家庭的口腔教育多半来自口腔医院，但是现在很多的口腔医生自身对儿童口腔的知识掌握得并不完全。当我想到这里，我知道了我可以做的一件事情，那就是通过大面积的普及教育让更多的医生了解儿童口腔，不要因为"耗时、费力、不挣钱"的观念就不去做儿童口腔。

作为一个行外人，但又作为一个儿童口腔的从业人士，我突然明白了我的使命。

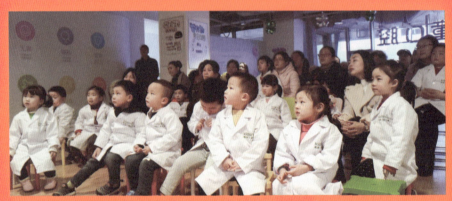

儿童口腔的科普宣教形式多样，作为新型的儿童口腔门诊，多样化科学性的活动形式，是儿童能参与的兴趣和动力。

4. 分工带动行业进步

有媒体报道，90后甚至95后父母已经正式登上历史舞台，这一代人对于口腔健康的重视程度远远高于70/80后。中国儿童牙科市场大约是300亿人民币，正以每年30%速度递增。5年之内，儿童口腔将是一个千亿级的市场。而美国的牙科市场现在就是一个万亿级市场，牙科的潜力不可限量。

儿童早期矫正市场规模

2亿 ×50% ×75% ×10% ×20000元 =1500亿元

中国适龄 儿童数量	城市儿童 比例	错殆畸形 发病率	治疗率	儿牙矫正 客单价	儿牙矫正 市场预估

家庭口腔市场规模

500个家庭 ×20000元=1000万元

我们可以从这个公式看出，儿童口腔的市场规模，其实比我们想象的要大很多。

目前，儿童牙科服务市场主要提供客单价200～500元的常规治疗服务；高发病率、中产家庭消费能力及治疗意识的提升是儿童牙科服务市场增长的主要驱动；客单价低、治疗服务壁垒低、高端服务能力稀缺和绑定用户能力有限是目前儿童口腔主要面临的问题。

健康口腔行动工作指标

主要指标	基线（2016年）	2020年	2025年	属性
12岁儿童龋齿率（%）	34.5%	控制在32%以内	控制在30%以内	预期性
12岁儿童龋齿填充治疗比（%）	16.5%	20%	24%	预期性
儿童窝沟封闭服务覆盖率（%）	19.4%	22%	28%	预期性
成人每天2次刷牙率（%）	36.1%	40%	45%	倡导性
65～74岁老年人存留牙数（颗）	22.5	23	24	预期性

从上表可以看出，目前我国居民牙齿健康情况仍处于较低水平，未来有很大的改善空间，这个既是现状，也是机会。如果我们首先从有消费能力的中层群体做起，陆续大范围普及，我相信在不久的将来，儿童口腔问题会得到有效的治疗。

我们不是医生，不是专业人士，我们能做的，就是帮助医生做一些医生不擅长的事情。比如，在市场前期，帮助儿童口腔医生做一些客户的沟通。在诊室内，我们的护士和咨询师帮助医生把家长的疑虑打消，帮助孩子消除看牙的恐惧，也可以帮助医生沟通。所有的一切，都是为了让医生能够有更多的时间去治疗，用最实际的行动去帮助更多的孩子。

最后，我真切地呼吁，大家都能加入进来，因为个人的力量毕竟是单薄的。我坚信，儿童是家庭的未来、祖国的期望。作为新一代的口腔人，虽然任重道远，但是我们责无旁贷。

CONTENTS

目录

009

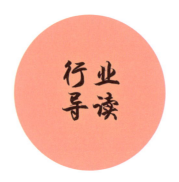

行业导读

儿童口腔的治疗项目在民营口腔门诊里通常处于不受重视的位置，原因无外乎觉得儿童口腔项目"不挣钱"。事实上，在市场竞争同质化不断加重的今天，传统的大项目——正畸和种植的获客成本被不断推高；而儿童口腔项目，恰恰可以在获客上提供非常大的帮助。按照国人的习惯，大人会跟着孩子走，如果全家人都固定在一个牙医处看诊，那个牙医多数会是一个能让孩子不恐惧看牙的儿童牙医。在民营口腔，儿童口腔可以是专业的儿童口腔门诊，也可以是"以儿童口腔为特色的综合口腔门诊"。

而本书，恰恰教会了我们如何做好儿童口腔门诊的运营，如何打造有特色的儿童口腔门诊，对儿童口腔行业的发展和推动无疑具有相当大的启发意义。

罗罡
美维全国医疗总监
日本福冈齿科大学博士

儿童口腔保健是全生命周期个体口腔健康的基础，口腔健康要从娃娃抓起。希望越来越多的口腔医生通过本书的学习，齐心协力保护中国儿童的口腔健康，坚持预防为主、防治结合，以提高家长口腔健康意识为根本，以口腔科普为重要的推广手段，全面提升国民口腔健康水平，为打造"健康中国"做出积极贡献。

李强

华光口腔器材（集团）公司，创始人、董事长

与成人口腔医疗机构相比，运营的成效是儿童口腔专业机构的发展瓶颈之一。因为运营困难，愿意参与儿童口腔专业的社会资本明显较少；因为赢利不易，愿意投身儿童口腔专业的医护人员比例也明显偏低。若想突破这一负向循环的困境，寻找儿童口腔运营的突破点则是必经一环。本书的面世，是儿童口腔届同仁在运营管理上一次有益的探索。希望能够帮到正在做儿童口腔和准备做儿童口腔的同道中人。期望通过这次的思想变革，大家一起努力，一起进步，一起帮到更多的孩子们！

李成皓

极橙儿童齿科上海儿牙总监兼门诊主任

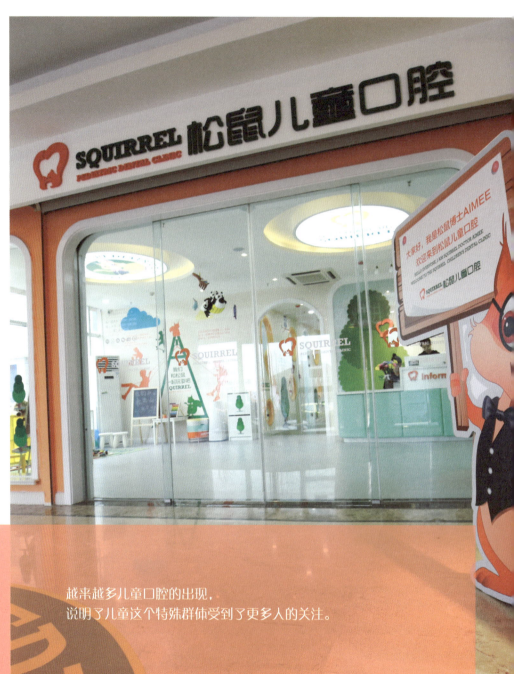

越来越多儿童口腔的出现，
说明了儿童这个特殊群体受到了更多人的关注。

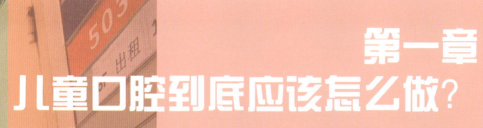

第一章
儿童口腔到底应该怎么做？

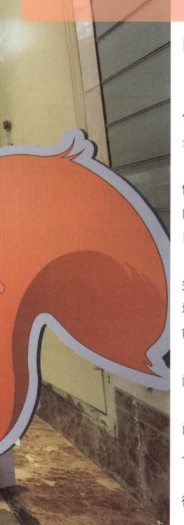

■ 儿童口腔的痛点是什么

　　这两年儿童口腔越来越受到口腔行业及口腔医生们的关注，不仅有大型专业的儿童口腔机构，而且很多传统口腔诊所都在积极开展儿童口腔项目。

　　当我在外面讲课，很多口腔行业的朋友听说我是做儿童口腔门诊运营的，大家基本都会问一个相同的问题：葛老师，请问我们口腔诊所应该如何开展儿童口腔？

　　刚开始，笔者统一回答都是："不好意思，我不知道。"行业内的朋友们听到我的回答，都十分惊讶地说："你一个专门从事儿童口腔运营的人，怎么可能不知道？"

　　我只能万分歉意地说："不好意思，你这个问题问得太大、太宏观，我无法回答。"

　　朋友们都很纳闷儿，一个最早专业从事儿童口腔门诊运营的人，能在培训的课堂上侃侃而谈，当问到儿童口腔如何做的时候，竟然回答不知道如何做。

　　"不可能不知道，是不愿意告诉我吧？"我相信很多人都会这么想。

　　其实，这个问题真的是很难回答。儿童口腔到底

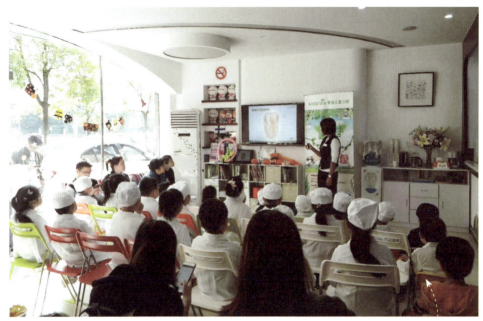

怎么做，每个口腔门诊的情况都不一样，所具备的条件也不一样，不能一概而论。这个事情真不是一两句话能说清楚的。

当很多朋友问我这个问题的时候，我一般会反问一个问题：你为什么会问这个问题？

大部分的朋友们都会回答：因为我觉得儿童口腔不赚钱还浪费时间。

其实我之所以无法回答的另外一个原因，因为大家还在用传统的经营成人口腔门诊的思维在考虑儿童口腔，而不知道，儿童口腔和传统的成人口腔有很大不同。

其中有个最大的不同点就是儿童口腔门诊不是成人口腔门诊。因为定位的群体不同，所以我们在后面的一系列的流程和服务体系都需要进行改变与改进。

各种不同形式的活动在口腔门诊举办。目的就是为了让更多的消费者了解口腔知识。

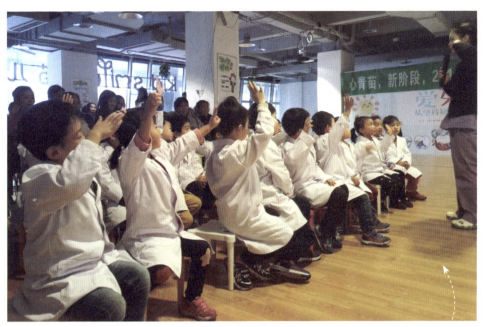

儿童口腔曾经最大的痛点：耗时、费力、不挣钱。

儿童口腔虽然只是口腔行业里的一个细分领域，但是大家要想真正做好儿童口腔，那就需要深入地好好了解一下儿童口腔。不能再用传统的运营思维思考儿童口腔怎么做。

儿童口腔这个项目到底应该怎么做？怎么样才能做到高流水？怎么样才能为口腔门诊的其他项目引流？

我们就有必要先来了解一下，儿童口腔和成人口腔到底有什么不一样的地方。

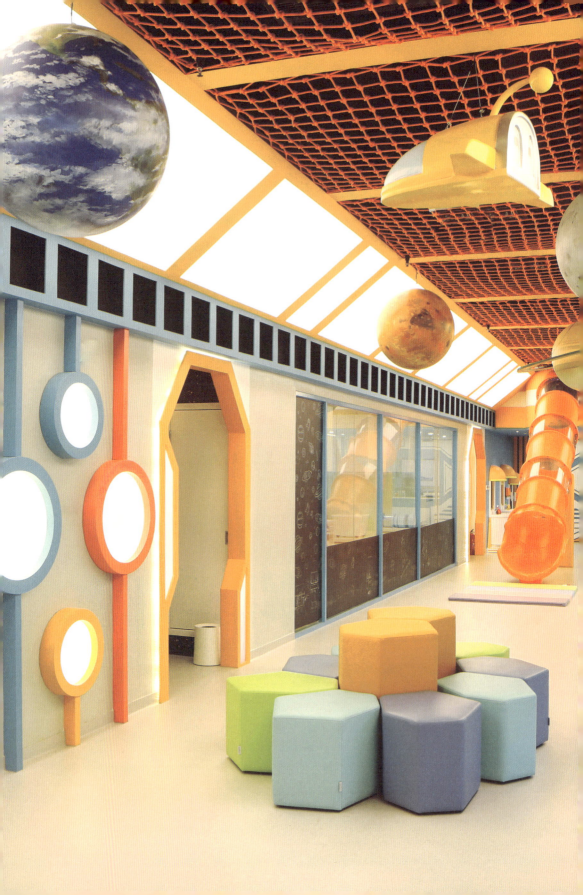

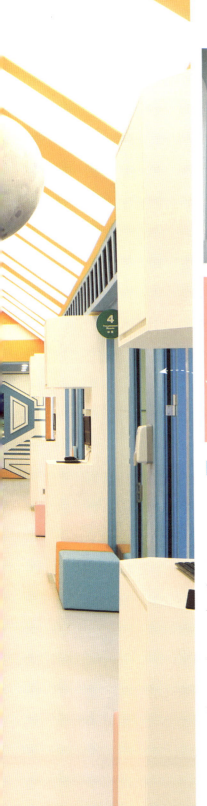

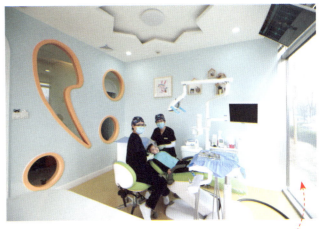

儿童口腔作为一个全新的领域，近几年大家的关注度不减。

作为当年的网红儿童口腔代表，极橙儿童齿科是很多孩子父母带孩子看牙的打卡圣地。

■ 儿童口腔与成人口腔到底有哪些不同

大家先来回想一下，传统口腔门诊的就诊流程：

一个患者到了口腔门诊，首先会向前台咨询自己口腔的问题，这个时候前台会与患者就口腔问题进行简单的了解。如果是有咨询师的口腔门诊，就会请出咨询师（或者叫医生助理）与患者做进一步的沟通。

一般前台了解患者的主诉以后，会请患者挂号，登记患者的详细信息，然后护士就会带领患者到诊室，口腔医生会详细问询患者的病症并做详细的检查，沟通过后再进行口腔治疗。

传统口腔门诊患者都是有牙齿问题比较严重才会到口腔门诊就诊。

儿童口腔基本都是由大人的陪伴就诊，而第一次看牙孩子的心理是恐惧的。

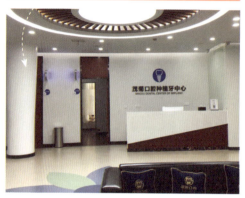

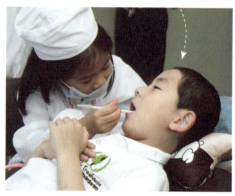

大家会发现就诊过程中，整个门诊，从前台、咨询、医生、护士所有的岗位面对的都是患者一个人，一个可以独立自主快速做出决定的成人。

而儿童口腔则不然，一般情况下，都是家长带到口腔门诊的，这个家长不一定是父母，有可能是爷爷奶奶或姥姥姥爷。

总是会有一个大人带着孩子，前来门诊咨询。儿童口腔比传统口腔患者除了群体不同之外，还有个特征就是我们要面对孩子的家长，有可能还是很多位家长。

儿童口腔和成人口腔最大的区别就在于，患者和消费者是两个人，或者说两类人。而且中间有很多无法控制的环节会影响儿童口腔治疗消费。

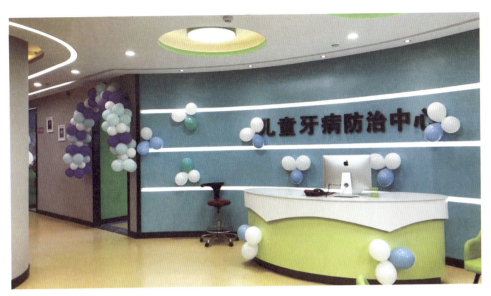

儿童口腔与成人口腔最大的不同之处，就是客户群体不同，决定了服务流程的不同。

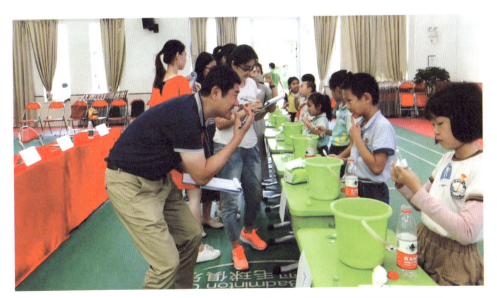

影响孩子口腔健康有很多的关键因素，其中一个最重要的环节就是刷牙。

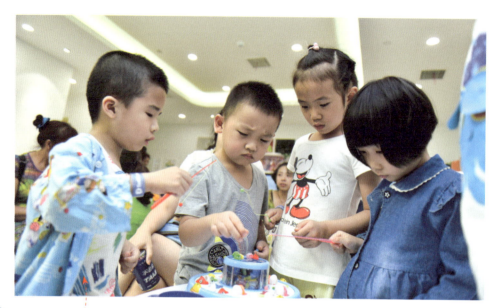

儿童口腔和成人口腔有个最大的不同，就是客户群体发生了变化。

另外，还有孩子惧怕看牙的心理问题，是否有很好的依从性；家长的口腔意识问题；家长和孩子是否都有空等。就因为加入了儿童这个关键的因素，从而导致整个口腔的服务、营销、运营、流程都需要一系列的改变。

因为，做儿童口腔，我们服务的核心变了，面对的不再是一个可以独立自主做决定的成人，而是一个需要被关心和照顾的儿童，是现在一个家庭的最核心的人。

所以，我们需要真正地从患者，也就是儿童的出发点考虑，才能真正地做好儿童口腔。而想做好儿童口腔，首要解决的难题就是孩子的依从性。孩子之所以依从性不好，那是因为孩子从内心惧怕看牙。那么作为儿童口腔，我们就需要了解一下，孩子为什么会惧怕看牙？

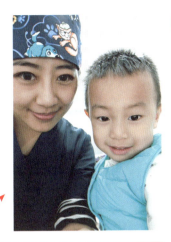

儿童惧怕看牙的原因，还是因为对口腔门诊的不了解，从小对医生的恐惧。

■ 孩子为什么惧怕看牙

很多口腔门诊的医生朋友都想过开展儿童口腔项目，最初大家都不愿意做儿童口腔的障碍除了收费低，还有一个最重要的问题，就是刚才讲的，孩子因为心里惧怕看牙，依从性不高。

既然要做儿童口腔，那就不得不多关注一下儿童的依从性。

现在市场上有很多关于如何通过外在的行为引导，或者通过语言和环境等因素来对儿童进行行为诱导，让儿童不再惧怕看牙。

现在大家都知道将儿童口腔的行为引导到舒适化治疗，且在思考当孩子来门诊之后，如何通过各种外力影响，让孩子有很好的依从性。

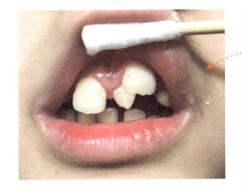

现在儿童口腔很多时候碰到的都是很复杂的病例，但这并不是个例，这个问题的根源就是因为家长对口腔知识了解不足。

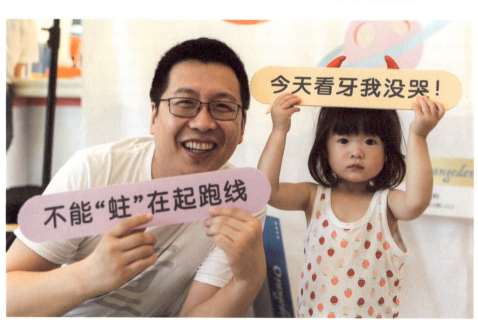

古人说：上医治未病，现在很多的儿童口腔门诊都是在治已病。

今天看牙我没哭！

不能"蛀"在起跑线

孩子惧怕的是医生，而不是惧怕看牙，这个源于小时候的打针经历。所以让孩子不惧怕看牙是每个儿童口腔门诊都面临的首要问题。图为袁林天儿童口腔医院的袁林天医生在指导小朋友了解牙齿的情况。

我们更没有再深一步仔细想过，孩子为什么惧怕看牙？孩子真的是惧怕看牙吗？

我们可以从一个心理学的研究案例来说明。

这个源于"经典的条件反射"理论，国外的生物学家伊凡·巴甫洛夫做过实验，一只饥饿的小狗，看到狗粮就会流口水，但是实验员不断地晃动铃铛，铃铛发出声音，这样反复多次后，小狗就形成习惯一听到铃声就会流口水。

那么究竟背后的真正原因是什么呢？

孩子打针也是一样的，当他从出生开始，每次看到医生穿着白大褂、戴着口罩、拿着针管以后，他的身体都会一阵刺痛。所以，再有这个场景，孩子自然的身体反应，就是打针的刺痛感。这自然而然就形成了孩子的惧怕心理。其实孩子不是惧怕医生，是惧怕每次看到穿白大褂的医生之后带来的疼痛感。

那么如何解决这个问题？其实除了简单的心理辅导以外，更主要的是要把孩子的注意力吸引到其他事物上，使孩子不感觉到惧怕。本来就是一个陌生的环境，而且又和小时候打针的地方场景很像，这个都容易让孩子联想起打针的疼痛，从而产生疼痛的心理恐惧。

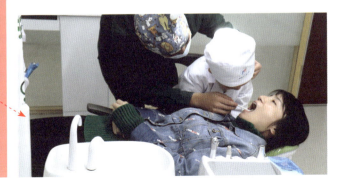

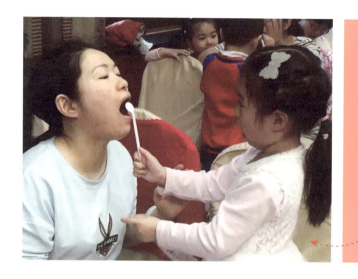

儿童对于看牙的恐惧，背后原因就是对口腔知识的不了解和误解。

很多传统口腔门诊要做儿童口腔项目，首先都会布置一些孩子喜欢的玩具，打造出一个让人轻松愉悦的环境，在这一点，极橙儿童齿科就已经走在了行业的前面。当然也有很多门诊经常会放一些动画片或设置一个游乐区等。类似这样的举动都会吸引孩子的注意力，让孩子放松，从而消除心理的恐惧感。

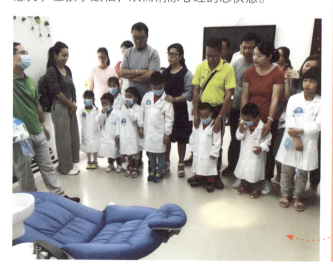

儿童口腔门诊通过场景化的布置，加上营销工具的使用和良好的沟通技巧会让更多的孩子不怕看牙，爱上看牙。图为青苗儿童口腔在做"小牙医活动"以前，给家长和小朋友介绍牙椅的功能和使用方法。

■ 儿童口腔应该把问题解决在诊室之外

当我们彻底了解了儿童惧怕看牙的原由，那么作为儿童口腔诊所，我们应该考虑如何让孩子不惧怕看牙，来口腔门诊之前就不惧怕。而现在更多的口腔门诊想的都是，先想办法让家长带孩子来，来到口腔门诊以后，要通过一系列的行为引导、语言安抚等外在手段，让孩子不惧怕看牙。或者说让孩子在进入了诊室以后，躺在牙椅上，由我们的医护人员来安抚哭闹的孩子。

其实这些都治标不治本，更何况，医生的专业不是哄孩子。我们只看到孩子来到口腔门诊，我们如何扭转孩子的依从性。其实我们应该从一开始就要充分考虑孩子看牙恐惧的心理和依从性。

那么如何能够让孩子快乐看牙，让孩子不再惧怕，让孩子能够主动来口腔诊所。其实这一点，口腔行业内有一个儿童口腔考虑到了，并且已经解决了。这个儿童口腔诊所就是2017年的网红口腔门诊——极橙儿童齿科。

025

儿童到了口腔门诊以后，儿童牙医一开始更多的职责就是安抚孩子的情绪。

牙科恐惧，在国外被称为dental phobia、dental anxiety或者dental fear。所指的是一组与牙科诊疗相关的异常心理、生理及行为状态。表现为患者在治疗前、治疗期间的紧张、焦虑、恐惧，不能控制自己的情绪和行为等，临床表现为心跳加快、血压异常、出汗、多语、肌肉紧张、面色苍白乃至晕厥。患者还会因此出现避医行为，不愿接受牙科诊疗和检查，不愿配合医生的诊疗工作等。

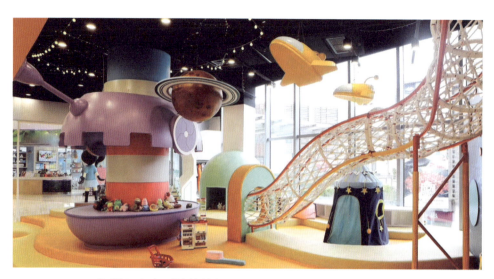

极橙儿童齿科独特的场景打造，吸引更多的小朋友。

不得不说，极橙儿童齿科的出现，彻底打破了消费者对传统口腔诊所的认知。传统口腔诊所里，都是白色墙、白色地的冷色调，包括医生护士的白色工作服，从进口腔诊所开始，都是冷冰冰的色调，现在的私营口腔诊所在接诊就诊等服务环节有所提升，但即便是这样，因为整个诊所的冷色系设计，总让患者觉得有一种冷漠感。

而极橙儿童齿科，采用暖色调——橙色风格设计，大厅装有小朋友最喜欢的游乐装备，整个诊所的就诊环境设计，让小朋友完全忘记是来看牙的，让小朋友进入到轻松愉悦的环境里，接下来与小朋友的沟通与互动的过程就会比较顺利，儿童看牙的依从性就会很高。

传统口腔门诊都和医院采用的冷色调，给人一种冰冷的感觉，即便有点缀，也略显苍白。

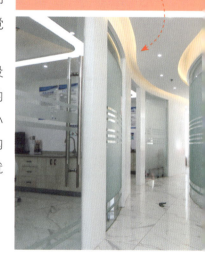

我经常说传统口腔门诊都是孩子家长逼孩子来就诊，这样从一开始孩子从心理就产生了抗拒感。而极橙儿童齿科，把儿童看牙的需求倒置，对于孩子来讲，不是去看牙，是去玩，顺便看个牙。这样换个方式跟孩子沟通，有很多孩子从一开始就会很期待。当看到这个比游乐场设置还要好的场地，会投入地进行玩耍，根本不会记得自己是来看牙的。游戏化的场景设计只是场景营销的一部分，用场景转移了孩子的注意力，解决了孩子惧怕看牙的心理恐惧。

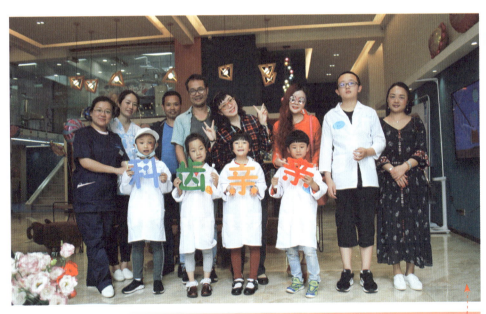

儿童口腔利用自身的场景化，通过不同的活动形式，让小朋友喜欢看牙。

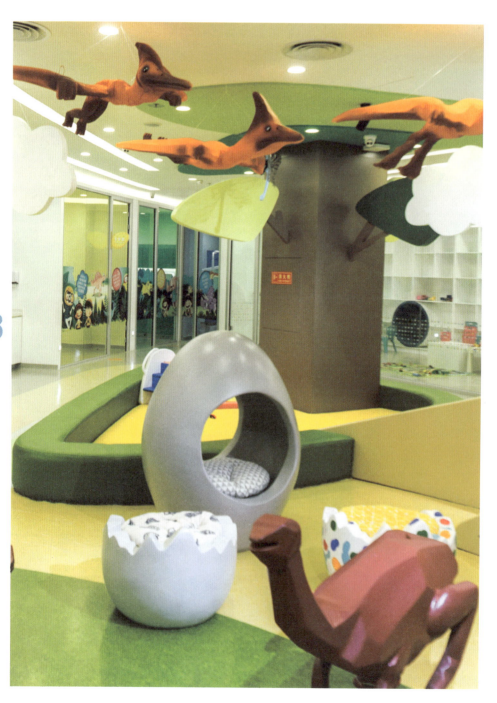

■ 儿童口腔不应该只解决治疗问题

儿童口腔除了要治疗孩子的口腔问题之外，更多的是要打造口腔门诊的环境，以专业儿童口腔医生的身份，利用第三方平台的角度，对儿童进行口腔科普，通过不同的方式规劝小朋友、教育家长，让小朋友从小爱护牙齿，拥有良好的口腔意识和习惯。

除了家庭本身的教育环境和方式之外，更主要的是前期的科普宣教和后期家庭更好的跟进与教导。

作为一个有责任的儿童口腔，除了治疗好儿童现有的口腔问题之外，最大的工作就是要对儿童进行口腔科普宣教。这个工作很多做儿童口腔的门诊都在进行，但是收效甚微，也就是大家常说的效果不好。

良好的口腔教育不仅需要家庭，更需要学校等多个机构，共同为儿童口腔护航。

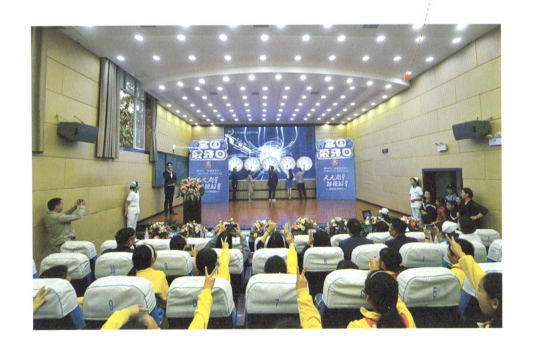

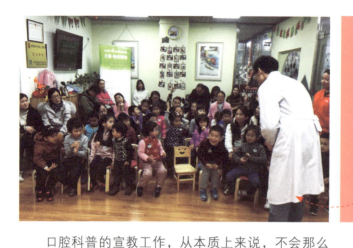

儿童口腔的主要工作就是科普宣教，每周都需要举办不同的活动，吸引小朋友到店。

口腔科普的宣教工作，从本质上来说，不会那么快有效果。因此，在我的课堂上，我经常给很多想做儿童口腔项目的朋友们说，想做好儿童口腔，那就需要很大的耐心，因为我们有很长的时间可能不会赢利，要做好不挣钱的准备。

但是，任何一个项目，只要我们掌握对了方式方法，我们想要的目的其实都可以达到。那么如何有针对性地对儿童进行有效的科普宣教，让儿童能够更快地接受口腔门诊的科普宣教，从而养成良好的口腔习惯呢？

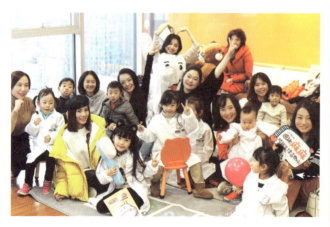

河马口腔组织的"辣妈活动"。不同的活动方式会导致不同的结果，每一种活动形式都需要针对不同的群体做调整。

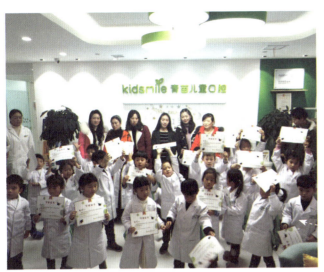

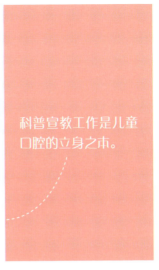

科普宣教工作是儿童
口腔的立身之本。

各个口腔门诊都能够根据儿童不同的口腔问题进行针对性的宣教，其实这个就是我们需要做科普宣教的一个清晰路线规划。当我们清晰地知道，什么样年龄阶段的孩子会有什么样的口腔问题，我们就应该知道面对这部分群体要做什么样的科普宣教了。

想要改变一个人的习惯，首先要从增强意识做起，儿童口腔最重要工作就是做好预防，预防大于治疗。当然，儿童口腔不只是提高一个孩子的口腔意识，我们需要把整个家庭的口腔保健意识都提高。只有提高了家庭所有人的口腔保健意识，家长才会重视孩子的口腔问题，才会知道什么样的口腔问题需要解决，当然，对于口腔门诊来讲，这样的儿童口腔患者才会进行治疗。

行业
导读

　　随着经济增长，儿童牙科的普及率增长飞速，家长对于儿童牙病的重视程度不断攀升，甚至说孩子的健康成长牵动着整个家庭与社会。现如今，整个口腔医疗领域越来越重视儿童牙科，大部分口腔医疗机构经营者都深知其市场巨大，但是在儿童牙科的组建与经营当中缺乏系统的经营理念，存在各种问题与发展瓶颈。规范化经营与系统化的运营理念会帮助打开这个巨大的市场。

周涛
武汉嘉泽医疗公司创始人
高颌培训中心创始人

对现代牙科而言，运营和医疗技术如车之两轮、鸟之两翼。本书详尽介绍了儿童牙科运营的各个环节，具有下面几个特点：①科学性。1977年，美国医学家恩格尔提出并至今仍被广泛认可的医学模式，即生物-心理-社会医学模式。本书介绍的运营模式和方法紧密围绕儿童的心理特点。②实用性。本书介绍的标准化流程，可直接用于实践。③多样性。本书介绍的多种运营模式和多个环节的运营方法，适用于不同层次和规模的儿童牙科门诊或医院。

我坚信，本书是一本儿童口腔运营领域不可或缺的工具书。

马宁治博士

福建医科大学

作为一个儿牙医生和职业经理人，对于儿牙，我有着特别的感情。首先，儿童患者是我们所有医生"又爱又恨"的，"爱"孩子的天真烂漫，"恨"孩子的不配合、不听话，诊疗没有效率。其次，儿童患者一旦诊疗满意，他/她的家人都会变成我们忠实的"粉丝"，于是就有了"诊疗一儿，绑定全家"的概念。但是，你会发现我们很多儿牙医生，都是有着满满的热情，也有着优秀的技术，可运营儿牙的方法和技巧却是短板，这本书无疑给很多"技术控"的儿牙医生带来了福音。

单源

口腔医生

职业经理人

第二章
打造特色儿童口腔

宜家：独特的店面路线创造60%的购物冲动。

英国伦敦大学建筑计算学院教授Alan Penn近期在一次演讲中说，他认为宜家可能是史上最伟大的商店。

研究显示，宜家家具销量这么好的主要原因之一，是它独特的店面路线设计。这种设计使得宜家创造了一个不只是家具店，而是所有商店都达不到的惊人成绩——有高达"60％"的购买品不在顾客原本想买的清单之内。

当然，宜家创新的设计也是让顾客买下计划之外商品的重要原因，但是店面路线设计实在是功不可没。你看，宜家在全球各分店的设计都是同一个样走进去，仿佛走进了一个"迷宫"，你明明只想买灯具，却绕了半天才找到灯具；明明和家人朋友约在某个地方相见，到了时间却没找着那个地方——很多时候，你像白痴一样，在一个地方经过了五六次，还是找不到你希望购买的商品。

这个原理到底是什么？为何会有60％不在原本的清单内？

教授的解释非常有趣：宜家的策略是无论你先前计划在宜家里逛多久，它都要让你把安排给"购买商品"的时间，不知不觉地耗在前面的样本间上，那里展示的永远是宜家最有设计感又便宜的商品，以及最有创意的空间布置。当你好不容易摆脱这个"迷宫"，走到了购物区，头脑里已经自动多加了好几样东西，从"计划购物"变成"疯狂购物"了。

教授的研究生跑到宜家商店去做了一个电脑模型，发现宜家的线路设计借助了人们会向"看得到"的"最远处"向前进的倾向，巧妙设计了人的

"视线"。同时，和普通大卖场迥然不同的是，由于迷宫式的设计，在宜家，大家很自然地跟着别人的脚步，往"同一个方向"走，这种"不用动脑的跟随"，使得在其他卖场自主性很强的顾客逐渐卸下防卫，轻松自然地就将宜家的各种商品印在了脑海中。

问题是，这么折磨人的路线其实让顾客的购物体验打了折扣，为什么顾客常常会在几个月后，甘愿再回去"迷路"呢？这个秘密在于，宜家对"延迟快乐"的制造。"延迟快乐"就是你想减肥，先必须辛苦地运动、节食，3个月后，才能看到自己变瘦。科学家已经证实，这种"延迟快乐"所带来的快乐程度，是原来的好几倍。宜家同样，让顾客找不到路，感到非常郁闷，但因为找到东西的快乐被"延迟"了，最后买到东西时的快感会是原本"计划购物"的好几倍！于是，好不容易摆脱迷路的顾客，心里着实愿意下次再来被迷路一次。

同时，教授指出，宜家不是没有"捷径"，它们都藏在看起来最不像的地方。这样的设计让那些已经来过几次的顾客，能不再迷路直接开始买东西，而这会给他们带来一种特别的成就感，从而变成宜家的忠实客户，因为他们认为自己最懂宜家。

多么巧妙的设计！接下来，我们可以思考一下，宜家的设计真的一定要占地这么广吗？一般的小商店，有没有可能也创造出宜家这样的"迷路、拖延、更快乐"路线图？而且宜家这样的购物概念，目前还没有被用到网络上面，有没有人可以根据宜家的线路原理设计出一种"新型态购物网站"。

035

（以上文章来自网络）

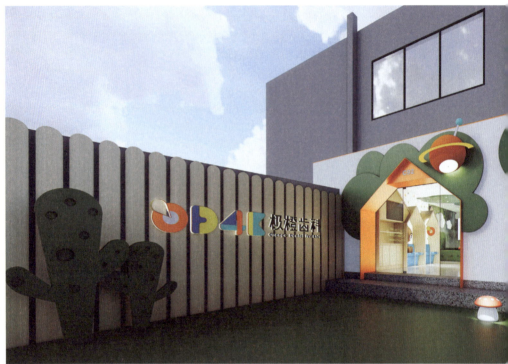

　　宜家不仅通过独特的购物动线设计，鼓励消费者自助购物，而且从不设置推销员，就能取得良好的销售业绩。

　　那么宜家是怎样对商品进行推销呢？其实最简单往往是最有效的，那就是我们随处可见的卖场商品推荐的广告牌。

　　宜家在卖场设置的产品推销广告牌，一般都有很强的销售意图，并且能够起到有效地教育消费者、引导消费者，就这样增强了消费者的消费意识。

　　在宜家打造独特的购物场景里，这种潜移默化的营销模式，往往更容易使消费者产生依赖，从而多多购买商品。

宜家独特的购物路线图是创造宜家惊人业绩的根本。儿童口腔门诊也需要根据孩子的特征，设计独特的路线，让孩子能够主动配合，快乐看牙。

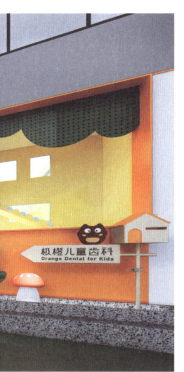

宜家很多商品可以让消费者拿回家试用，也有很多商品让消费者可以现场试用或测试。近两年火爆的宜家东北地区店，因为广告牌的推荐融入了浓浓的东北味道，而受到消费者的喜爱，在网络一度走红。

在选购商品时，你会发现宜家有明确的分区，各类不同的商品都会分区陈列，且每一样东西的搭配都较为合理。

宜家会把很多的产品搭配，设置个场景，比如一个书桌会搭配有台灯，让不同的商品可以互相衬托，这样一个商品不会单调，会给顾客一个购买的场景。

当消费者确认买大件商品的时候，大部分是先记录货号，而后自提，所以宜家在很多地方设置了提供铅笔、便签、纸质米尺的台子，以方便消费者。

即便是一些小细节，宜家也有所不同。例如，在洗手间和餐厅的外面，宜家会提供挂购物袋的地方，顾客可以将购物袋暂存在这里，以免携带不便或物品较重。

综上所述，宜家以这种独特的店面路线设计和购物指引，让顾客看完了所有商品，虽然中途避免不了有种走迷宫的感觉，但顾客找到东西的快乐被"延迟"了，买到东西时的快感会是原本"计划购物"的好几倍。

因此走出迷宫后，你或许愿意下次再来被迷路一次。而对宜家来说，高达"60%"的购买品本不在你原本想买的清单之内，但你却选购了，那宜家的目的就达到了。

宜家的产品组合搭配，设置不同的场景，让消费者在设置的场景中感受家的温馨。

037

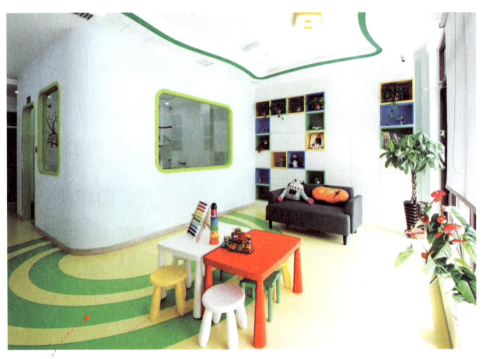

鲜明的色彩能让孩子眼前一亮，完全能够吸引孩子的注意力。图为山东松鼠儿童口腔的候诊区。

■ 用沟通动线解决儿童口腔的痛点

我们其实从宜家独特的购物路线可以看出，宜家对消费者有很深入的研究。通过独有的线路设计，利用消费者的购物心理，解决了消费者因为宜家自身的环境因素而导致的不满，并且让消费者有更多的时间停留在门店，为此创造了更多的利润。

那么想做儿童口腔，我们来想一想，孩子看牙最大的痛点是什么呢？

其实就两个，一个是孩子害怕来，二是家长不想来。儿童为什么从小就害怕医生，前面已经讲述过了，上个章节讲的是儿童为什么惧怕看牙的心理起源，我们现在主要讲讲孩子为什么惧怕来医院。

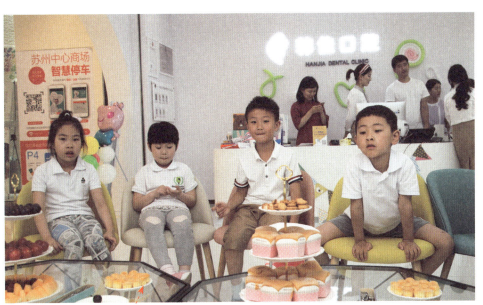

塑造出孩子不怕看牙的场景，对于儿童口腔门诊来讲十分重要。图为江苏省苏州市的韩佳口腔门诊。

这个还得从儿童惧怕就诊的源头说起，正是因为从小打疫苗和看病就诊的环境与过程，给孩子造成了强烈的心理障碍，所以，在看病就诊方面，孩子一直会有芥蒂，留有很大的心理阴影。因此，如果想要让孩子看牙有很好的依从性，就必须从根本上解决孩子惧怕来的问题。

孩子的本性就是贪玩，所以孩子在玩耍的过程中，会有开心、愉快、激动的情绪产生，而这些因为玩而产生的情绪，能够激发和调动大脑神经的高度活动，有利于孩子大脑的发育。孩子在玩耍的过程中，因为全心地投入，不仅可以激发孩子的想象力和创造性，还可以释放孩子的情绪，同时也激发了孩子们对外在事物的求知欲、对所有事物的好奇心。所以现在有很多的教育培训机构都提出寓教于乐的教育方式，让孩子在玩耍中愉快地学习。

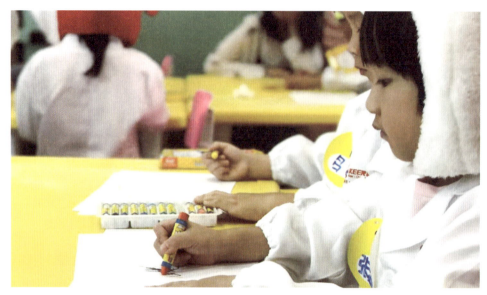

儿童口腔不仅用场景化帮助孩子摆脱看牙的恐惧，更要在用游戏化的方式让孩子不怕看牙，快乐看牙，喜欢看牙。

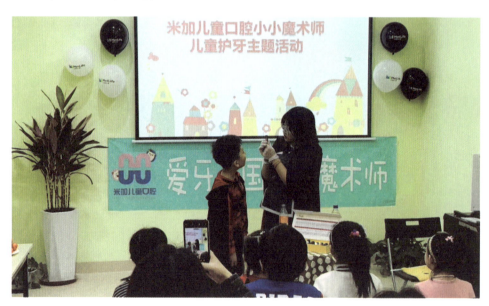

做儿童口腔就要充分地理解"儿童"两个字，我们要跳出传统口腔的思维怪圈，儿童口腔门诊的功能不仅仅是看牙。

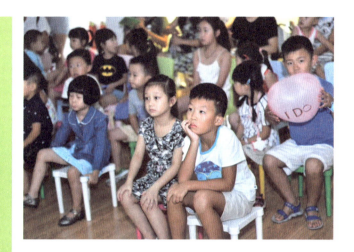

初次参加"小牙医活动"的小朋友，对于口腔知识非常好奇和投入。

很多儿童的游戏都有很强的教育性，比如可以让孩子慢慢地学会如何与人相处、培养合作意识、锻炼社交能力。

041

因此，根据心理学家分析，爱玩的孩子一般都是乐观开朗、有幽默感、富有想象力和创造力、勇敢大胆的，这样的孩子具有强烈的自我发展倾向。

对于如何玩好，其实我们儿童口腔也可以采用寓教于乐的方式，用符合孩子成长规律的方式让孩子参与到口腔疾病的治疗中来。比如现在受很多口腔门诊和小朋友喜欢的"小牙医活动"。

那么再来分析一下，家长为什么不愿意来医院呢？

首先是社会对口腔的宣教不够。俗话说"牙疼不是病，疼起来真要命"，即使牙痛得不行，没有一个人愿意去医院，更不要说口腔门诊了，大部分的消费者还是不会选择去的。都是自己花钱买点止痛的药物来解决。其实这个最主要的问题就是国家层面对大家的口腔知识宣教得不够，大家对于牙齿的知识和重要性了解得太少。

儿童口腔护理是父母的盲区、市场的空缺

在素来信奉教育从娃娃抓起的中国，父母对孩子教育投入巨大人力和物力的今天，这种现象无疑是令人遗憾的。教育不仅仅是知识和素质的教育，也应该是健康的教育，德智体美劳里的体就包括孩子的身体健康。

白皮书还指出，父母对子女的口腔健康护理也存在着三大认识误区：30%的家长认为孩子的乳牙迟早会换，无须过多重视，长出恒牙即可；孩子与成年人一样使用相同的成人口腔护理产品；小孩子刷牙刷干净即可，不需要关注刷牙带来的牙齿营养补给。而另一个极端，一线城市中部分家长认为孩子餐后即需刷牙，每日3次或以上，这种频繁过度的刷牙直接造成牙齿损伤。

也就说，绝大多数的家长对孩子的口腔健康护理问题不够重视、不够了解，而孩子由于吃的东西比较多、比较杂，且存在着长牙换牙的问题，因此在口腔健康乃至身心健康方面都隐藏着巨大的隐患。很多孩子很小的时候就开始经常牙痛、戴牙套，都是这个原因。

与此相对的是，由于二胎政策的开放，国家卫计委预测未来每年将新增新生儿300万～400万人，中国的第四波婴儿潮已经来临。

（以上文章来自网络）

其次就是整个家庭对口腔的意识不够。其实这也是一个全民普遍口腔意识不足的大问题。虽然说现在80后和90后的家长观念都比较超前了，但是，对于口腔问题的观念，还是停留在老的观念。

现在的80后，都是60后和70后的家长带大的，现在的工作都比较忙，所以孩子的父母本身自己就不怎么带孩子，更多的口腔问题都会问自己的父母，也就是孩子的爷爷奶奶或者姥姥姥爷。而我们这些老一辈的父母对于口腔问题的认知，都还是保持传统的老观念。比如，乳牙有了龋齿不用管、乳牙迟早要换的等观念。所以导致很多现在的孩子家长对口腔问题的认识不足，还停留在原来的认识。

儿童口腔问题最主要的还是家长的意识问题，因此，唤醒全民的家庭口腔意识，是儿童口腔的责任和义务。

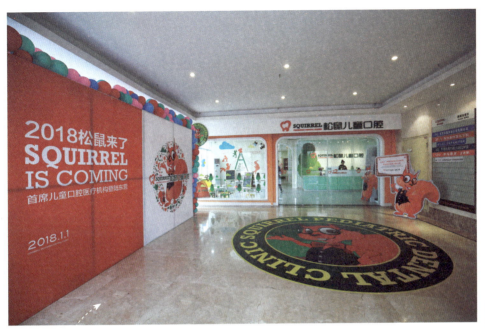

山东的松鼠儿童口腔在进口腔门诊前的大厅设置了一个松鼠的场景，让小朋友还没有进入到口腔门诊就会被松鼠儿童口腔的松鼠所吸引。

　　想做好儿童口腔，我们首先要做的第一点，就是要向孩子的全家人进行口腔知识的科普。

　　作为专业的儿童口腔门诊，也应该学习宜家的消费者动线设计，从患者的痛点出发，结合口腔门诊自有的优势，利用沟通动线的打造，布置儿童口腔门诊独有的销售场景，让家长和小朋友在良好的环境下，进行销售的互动和沟通，这样家长和小朋友在口腔门诊打造的情境中，体验到就诊的开心和愉悦。只有这样，小朋友才不会再惧怕看牙，才会有很好的依从性。

良好的就诊环境会让小朋友放松，很多民营医院舒适的就诊环境、良好的服务是很多新一代父母的选择。图为美维集团下的维乐少儿口腔重庆门诊。

■ 儿童口腔门诊"33"定律

笔者通过3年多的儿童口腔的运营经验，结合了儿童口腔行业众多门诊的经验，总结了一套儿童口腔诊所场景化运营的方法。从儿童口腔如何进行沟通路线设计、如何利用场景化的体验和孩子还有家长进行深入的互动与沟通，让口腔门诊利用最简单的动线设计、门诊工作人员话术的引导、整体流程的衔接配合等几个方面的设计改进，打造一个孩子喜欢来、家长愿意来的儿童口腔。

首先，从儿童口腔门诊如何为孩子打造一个良好的就诊环境说起。

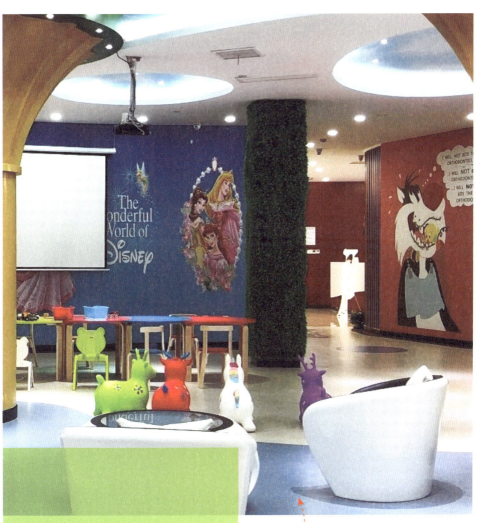

045

很多的口腔门诊设置的儿童口腔区域都带有很强的卡通色彩。图为上海茂菊口腔的儿童口腔单独的候诊区域。

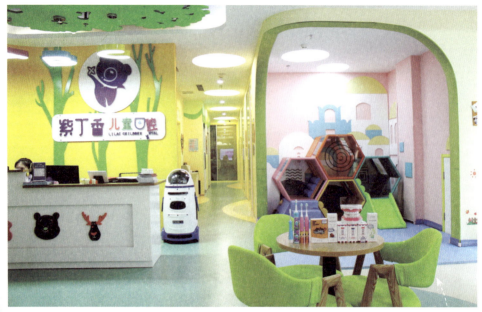

1. 利用候诊室破冰，让孩子卸下戒备

很多口腔门诊都有专门的候诊区，候诊区的作用一般都是让客户休息等待就诊的。客户进入候诊区，尤其是小朋友，进入到一个陌生的环境，总会有一些拘束和不安，这是人身体的本能反应。这个时候就需要口腔门诊的前台工作人员，热情地问候，通过打招呼让客户不至于紧张并消除陌生感。当然，我们也要通过引位、倒水等一系列的服务，让客户感觉到放松。

那么除了让客户在候诊区休息以外，还可以怎么做呢？候诊区其实还有个最重要的功能，就是要和客户沟通。尤其是初诊客户，因为第一次到诊，如果我们不能通过自身的服务，给客户一个很好的就诊感觉，那么在接下来的沟通过程中，相对来讲，就会比较吃力。

候诊区就是消费者进入口腔门诊的第一眼，如果候诊区布置得温馨，让消费者进入一个独特的场景。可以给消费者一个特定的消费场景。

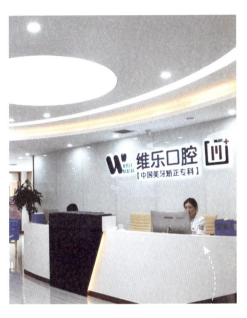

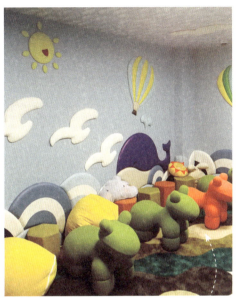

传统的成人口腔门诊候诊大厅干净整洁，是消费者对口腔门诊的第一印象。

上海市某儿童口腔门诊的儿童候诊区设置，让孩子在没有进入诊室之前，可以提前通过场景化放松心情。对于儿童口腔的体验可以说已经做到了销售前置。

为什么要重视候诊区？这个源于一个销售的心理法则——首因效应。

首因效应是指最初接触到的信息所形成的印象对人们以后的行为活动和评价的影响。人与人第一次交往中给人留下的印象，在对方的头脑中形成并占据着主导地位，这种效应即为首因效应。

那么在候诊区的沟通过程中，有没有想过，我们还能如何利用候诊区快速与患儿互动，并且让孩子不会有就诊的紧张感呢？下面我们就看一下，传统的成人口腔和儿童口腔有何不同？

我们先从两张对比图来看看儿童口腔和传统成人口腔的区别：

从儿牙运营情况看口腔行业

口腔门诊 **治疗** ➤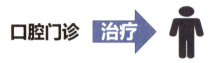

成人口腔市场营销与儿童口腔市场运营理念变化

口腔门诊 **宣教** ➤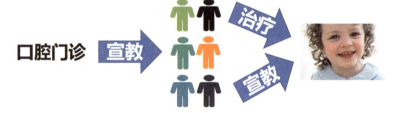

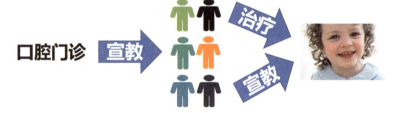

从上图就可以看出来，成人口腔和儿童口腔所面对的患者群不同，所以各个口腔门诊候诊区的设计上也应该注意患者的体验。因为成人和儿童在候诊区的要求是不同的。

我们可以想象一下，当一个儿童因为牙齿有问题，需要来口腔门诊进行治疗，并且是因为惧怕，被家长逼迫来口腔门诊，那么从一开始来的时候，这名儿童已经有了很强的抗拒心理，肯定不会完全配合治疗的。

如果小朋友来到一个陌生的环境，都是冷冰冰的色调，看到的又都是和以前打针的医院一样的人，穿着白大褂，服务又不会那么周到，难免会给孩子心理增加抗拒感。

现在很多的儿童口腔门诊都采用了企业的标准色，并且在周边配置了绿植等工具，最主要的是在前台的显眼处，放了小朋友最喜欢的气球。这样能够在瞬间吸引小朋友的眼睛。让小朋友被外在的工具所吸引，然后会很快地融入就诊的环境中。

因此，儿童口腔候诊区的第一件事情，便是利用候诊区的场景设计，让孩子放松，融入环境当中，忘却看牙的恐惧感。

用一句专业的词语讲，就是要瞬间让孩子喜欢。一开始，就要给孩子找一个眼睛的着落点，把孩子的眼睛吸引过去。

候诊室的作用是什么呢？

从销售的专业名词来说，其实就是破冰，当家长带着小朋友进门，首先映入眼帘的就是前台，如果口腔诊所能够把前台及其后的背景墙，在装饰上能从颜色到配置都设计得鲜艳和显眼一些。我们就能够第一时间通过外在的情境打造，吸引小朋友的眼睛。

当然，我们还需要前台和门诊的工作人员热情的问候与接待，这个放在接诊的篇章里做详细的讲述。

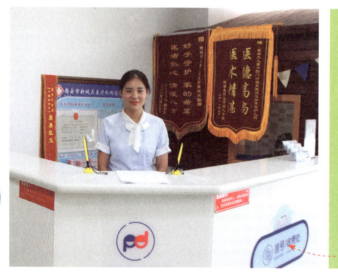

很多的儿童口腔形象有统一的标准前台，统一标准的形象容易给客户留下一个统一的印象。图为陕西省西安市袁林天儿童口腔医院的标准前台。

从孩子的角度来看，孩子从进入口腔门诊第一眼看到的就是门诊的前台，还有候诊区。候诊区不单单是让客户坐着等待就诊。这个区域其实是一个很好的互动沟通的机会，但是我们很多的口腔门诊都没有注意到。

所谓破冰，就是要打破局面，我们需要主动做一些动作来让孩子和家长放松，不然任何一个人进入一个陌生的环境里都会感到拘束。所以口腔门诊的相关工作人员通过问候、倒水、接待、询问情况等多个环节，迅速和家长还有小朋友熟悉，让家长和小朋友不会因为在陌生的环境里而感到尴尬。并且可以进行销售的引导性沟通。

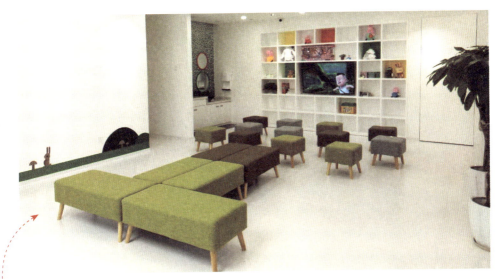

儿童口腔候诊区都会配置电视机，播放的动画片是吸引小朋友的一个重要手段。

（1）巧用电视进行销售引导

一般的口腔门诊部大厅都会有电视，而很多人只是用电视播放一些自己口腔门诊的宣传广告片，或者只播放一些动画片，期望借此能够吸引小朋友。其实这个是电视机最基本的功能。却忽略了电视机其实是一个很好的销售沟通工具。

当客户来到口腔门诊，都会在大厅或者候诊室休息等待就诊，而在这个时候大人和小朋友坐在那里不知道做什么。虽然很多口腔门诊都会配备电视机播放动画片吸引小朋友注意力，以便打发无聊的候诊时间。但其实这个时候我们就可以利用好候诊室的电视机进行口腔的科普宣教。

适当的时候，我们还可以把电视里的动画片和要开发客户的需求进行顺序播放，引导客户进行口腔宣教视频的观看。

比如，碰到适合做儿童牙齿矫正的小朋友及家长来，就播放错𬌗畸形的科普片，还有一些儿童口腔专

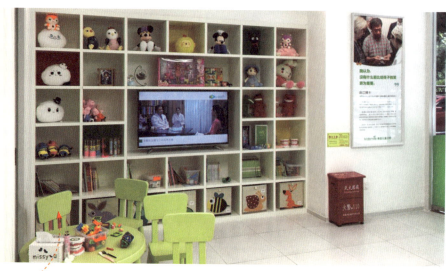

电视里的科普宣传片什么时候放、怎么放，是口腔门诊很关键的一个销售流程。在候诊室相对封闭的环境中，有声的视频会引起所有人的关注，这种强制的关注，在特定的几分钟内，无形中会让消费者记住播放的内容。

家做的讲座。这个科普片的播放，就是在客户心里播下一颗种子。让客户在不知道的情况下，受到了一次口腔知识的科普。这样诊所的咨询在后期再进行方案沟通的时候就相对比较容易。

因为客户已经在等待的时候，通过简短的三五分钟，就已经把我们想让客户看的内容观看过了。在心里已经埋下了一个需要矫正的种子。等再沟通的时候，相对就容易多了，因为电视里播放的广告内容已经在消费者脑海里形成一个记忆。这个时候从心理学的角度讲，就不会再有较大的抗拒心理。这个主要是针对孩子家长的一种无形的沟通方式。

那么针对孩子，就需要播放一些和牙齿相关的动画片，里面的内容是随时随地地在进行口腔知识的科普宣教，这样也让小朋友在候诊的时候明白一些口腔保健知识。通过动画片，让小朋友快速融入口腔门诊的环境当中，不会因为在一个陌生的环境下而产生惧怕心理。

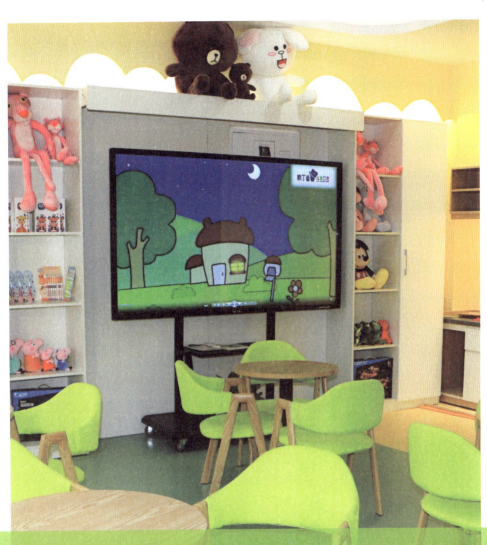

电视里的口腔科普宣传视频，无形之中提前在客户的心里播下了一颗种子，润物细无声。视频的科普宣教方式，对以后的销售起到很大的帮助作用。

候诊室的视频广告其实和电梯间的视频广告有异曲同工之妙，都是在封闭的空间提醒消费者，为以后的销售做好铺垫。

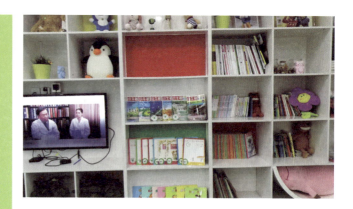

　　我曾经工作过的儿童口腔诊所会在视频的播放安排上有一些技巧，比如有错拾畸形的孩子来了，需要做咬合诱导，那我们的前台工作人员或者销售就会把相关的宣传片，尤其是患者现身说法的感谢影片拿出来播放，家长和孩子在候诊的时候，就会无意识地把我们想要给他传递的内容都看看，这样，对于产品的推广，起到了很好的效果。有很多不了解错拾畸形的家长在看了之后，都会主动询问自家的孩子是否需要做咬合诱导。

（2）巧用图书进行销售引导

　　儿童口腔门诊应该放什么图书，我问过很多朋友，大家都不知道，甚至于没想过。都是看到自己觉得适合的，就买下来。觉得小朋友应该喜欢的，或者见过别的小朋友看的，都会买回来。其实在这个方面，我们也可以用精心的设置和布局来进行销售沟通引导。

　　大部分的口腔门诊负责人没有细细想过，我们的口腔门诊患者，大部分孩子的年龄是多大，这个年龄的孩子又适合读什么样的图书。

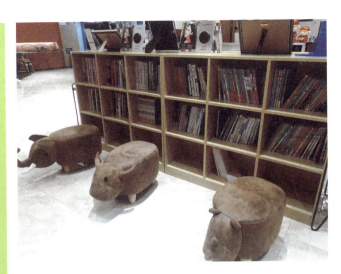

不同的图书适合不同年龄阶段的小朋友，儿童口腔门诊不仅为小朋友配备了图书，更为小朋友配置了儿童座椅，动物的造型会让小朋友多坐一会儿。儿童口腔的图书区域是很多小朋友最喜欢的，其图书应选择最简单的区分——幼儿园、小学生。这两类人群最大的区别就是，幼儿园小朋友的图书大部分都是图画，小学生的读物大部分是文字。

在选择图书的时候，要根据儿童群体的年龄特征，选择适合幼儿年龄特点的读物，才能让幼儿感兴趣，进而培养一个良好的图书阅读习惯，达到孩子喜欢读书，并且融入口腔门诊环境的目的。

患者是幼儿园小朋友偏多的门诊，建议购买：《宝宝爱牙书：牙齿会生病》《牙细菌大作战》《牙齿宝宝爱洗澡》《我的牙齿亮晶晶》《我会刷牙啦》《如果没有牙齿》《牙齿大街的新鲜事》《没有牙齿的老虎》《艾伦可怕的大牙齿》《咔嚓咔嚓牙齿书》《加古里子的牙齿》等书。

患者是小学生偏多的口腔门诊，建议购买：《为什么我的牙齿会打战》《我的牙掉了》《牙齿大研究》《张开嘴巴：牙齿学校在里头》《啊牙齿亲亲自然》等书。

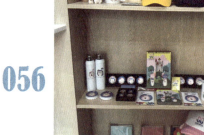

056

玩具永远是门店吸引小朋友最好的法宝之一，玩具可以让小朋友注意力被吸引。

都说玩是孩子的天性，所以孩子从小就对周围的人和事充满了好奇，对任何事物都想探索和试探。这个时候孩子的大脑已经具备了归纳、提炼、认知的能力，需要和自由的玩耍相结合，才能促进大脑的不断发育，让孩子健康快乐地成长。

心理学家说，爱玩的孩子更聪明。通过各种游戏，通过不同的玩具，这种看似漫无目的地玩，不仅让孩子获得了快乐，也丰富了孩子的生活、增长了孩子的兴趣，让孩子可以在开心的氛围里快乐成长。

（1）巧用玩具进行销售引导

做儿童口腔项目的口腔门诊大部分都会放一些玩具，当我问一些开展儿童口腔的朋友，这些玩具放在这里是做什么用的？大家基本都是说，就是看着非常好看，就随便买了一些放着，平时也没多大的用。要不就是说，不是做儿童口腔嘛，我就买了一些孩子需要玩的玩具。结果最终发现，要不玩具真的就是个摆设，要不就是玩具也没几个小朋友玩，玩具已经失去了教育的意义了。

其实对于儿童口腔来讲，玩具是个很好的

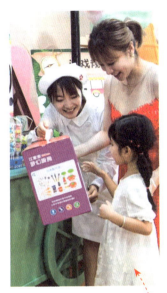

沟通工具。一个好的玩具，能够瞬间吸引小朋友的注意力，会引起很大的兴趣。

在此，笔者建议各位开展儿童口腔项目的朋友们，一定要利用好玩具，与孩子进行良好的互动和沟通，一个很好的玩具，其实就是打开就诊儿童心理的一把钥匙。

当一个小朋友进到口腔门诊，他会被自己喜欢的玩具吸引。在玩具的吸引之下，我们当然就可以顺利地和孩子进行沟通，即便一开始的沟通不会太顺畅，因为喜爱的玩具，孩子也不会因为看牙而情绪波动很大，可以起到稳定孩子情绪的作用。

当然也要善用，价值小的礼品，我们可以当作一次成功就诊的奖励，金额相对较高的礼品，我们可以当作3次、5次、8次成功就诊的激励。所以，一般口腔门诊可以购买几元钱的小礼品，来吸引小朋友单次配合治疗。

图示的产品就是一个很好的玩具，大部分的小朋友会喜欢小动物，而这个产品又有很多种动物的造型。橡皮又是很多小朋友经常用的一个产品。并且听说有很多小朋友喜欢搜集珍藏橡皮，我用这个产品在很多门诊做过初诊小朋友的实验，非常受欢迎。

057

儿童口腔门诊都会摆放不同的玩具，针对不同年龄阶段的儿童、不同性别的儿童群体。可以有不同的玩具吸引到小朋友。

酷龙国际经营各种卡通造型的橡皮，对于小朋友来说非常具有诱惑力。

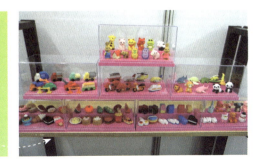

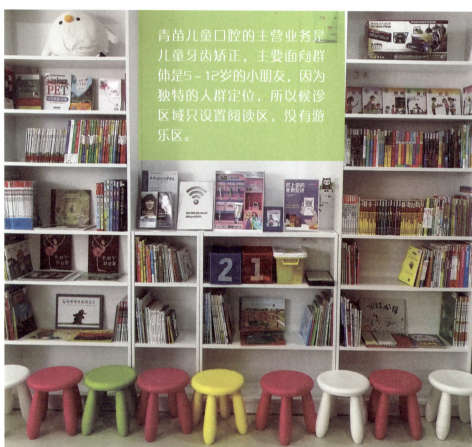

青苗儿童口腔的主营业务是儿童牙齿矫正，主要面向群体是5~12岁的小朋友，因为独特的人群定位，所以候诊区域只设置阅读区，没有游乐区。

（2）巧用游戏进行销售引导

笔者在多个诊所，观察过在候诊区等待就诊的家长和小朋友，大部分的小朋友自己在玩游戏，比如堆积木、玩小汽车或者其他一些玩具。而家长更多的时候，只要闲下来，手机是不离手的。我们姑且不说家长的这种行为的对错，但从这个方面，我们就能看出，家长只有到了一个安全的环境，才会做这样的放松状态。所以如何让孩子快速融入门诊的环境，这个不是家长的问题，而是所有儿童口腔应该做的一件事情。

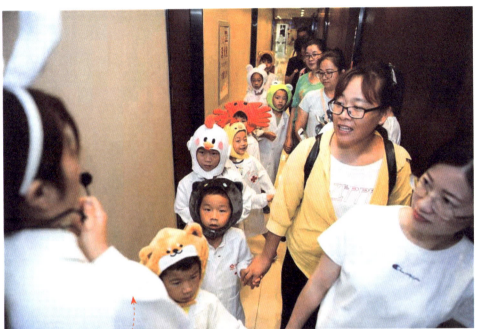

儿童口腔的多人游戏会让孩子融入这个欢快的氛围中，忘却看牙的恐惧，让所有的小朋友放松并且融入环境。

如何让孩子快速融入门诊环境中呢，前面也提到过，我们需要创造一个孩子能够快速融入环境的氛围。这个用做游戏的方式再合适不过了。

儿童口腔的门诊不适合太大、太吵闹的游戏，所以，在游戏的选择上，可以选择一些简单的角色扮演，比如扮演一些游戏中的小动物——小猫、小兔子，然后用这种方式把故事讲出来。

试想一下，一个小朋友进到门诊，看到一个小姐姐带着三四个小朋友围在一起，开开心心，有说有笑地做游戏。这个小朋友的看牙的顾虑会瞬间被打消，那么如果再加上一些互动，调动每一个小朋友的积极性，让每个小朋友都能积极参与进来，这样的游戏氛围，对于消除小朋友的看牙恐惧会有很大的帮助。

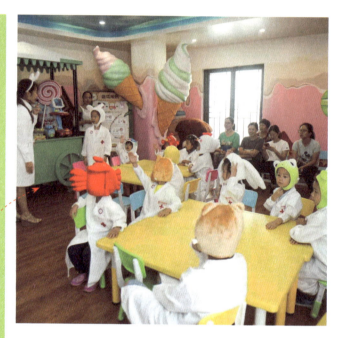

游戏化看牙是缓解儿童看牙恐惧的最佳方式，图为福州科尔儿童口腔门诊开展的游戏化看牙。

那么要做哪些游戏呢？其实很简单，我们只需要把故事书里的角色分配给相应的小朋友，让每个小朋友都能参与进来就可以了。

"知之者不如好之者，好之者不如乐之者。"兴趣是激发孩子学习的动力，家长从一开始就要注重培养孩子看牙的兴趣，利用孩子的好奇心，让孩子在玩游戏的过程中，学习到牙齿的知识，发现自己牙齿的问题，慢慢地对牙齿有个了解。

因此，当孩子逐渐对某一个知识产生了浓厚的兴趣，强烈的好奇心就会引导他认真地学习研究，我们如果用游戏化的方式，激发孩子的兴趣，孩子就会乐于学习了。

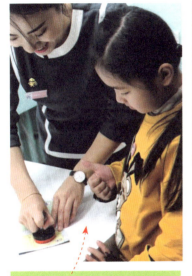

儿童口腔门诊需要学会借助一些不同的工具带领孩子进行寓教于乐的学习。

图为沈阳米加儿童口腔的"爱牙小勇士"的通关游戏。通过小朋友护照盖章，并领取礼物和勋章的游戏方式让孩子主动参与看牙。

061

学习是每个小朋友都必须面临的问题，最主要的就是让小朋友有兴趣地学习，儿童因为年龄小、自制力差，学习中目的性不强，所以很容易受外界干扰。所以如何让小朋友很好地学习，我们需要借助外部的工具，让小朋友有学习兴趣，才会主动坚持学习，学习成绩才会提高。

（1）巧用工具进行销售引导

口腔门诊的候诊区有很多的患者，这个时候有很多患者会问一些关于牙齿的问题。尤其是在前面通过游戏、图书、电视等各方面的沟通方式，在我们和孩子还有家长进行沟通的时候，为了方便，能够马上立即沟通到位，笔者要求在诊所的几个重要区域都会配备相关的工具，比如，笔者曾经工作的单位，是主要做儿童牙齿早期矫治的，因此在口腔门诊的各个区域，都会设计儿童口腔早期矫治的海报，很多地方都有提醒家长的工具。

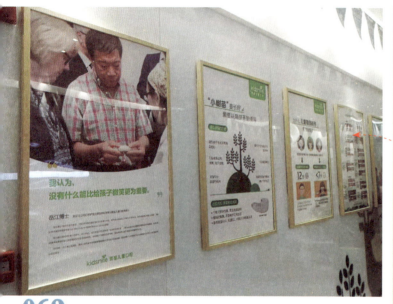

第一个工具就是随手可以拿到的牙模，这个是最主要的沟通工具，尤其替牙期的牙模，可以清楚地让家长了解孩子的牙齿发育情况，可以作为一个很好的沟通工具来使用。

第二个工具就是成人做传统钢丝的牙模，这个牙模可以很好地跟家长做一个演示。

第三个工具就是三折页，三折页除了介绍诊所的口腔业务之外，还有个最主要的图例，就是乳牙替牙期牙齿的详细情况。通过图例可以清晰明了地告诉家长，孩子牙齿的发育情况，可以清楚明了地说明牙齿的问题。

另外，本月度促销活动使用的易拉宝，比如儿童口腔门诊主做的牙齿矫正的业务介绍、打折活动等。这些都是我们随时随地可以拿起来与患者沟通的工具。

儿童口腔的场景布置就是为了随时随地可以对消费者进行销售引导，图片上的四个一组的海报在青苗儿童口腔的很多场景都会看到，就是为了方便销售进行沟通。

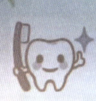

五月告白季 膏菌跟你一起说
"妈妈我爱你"

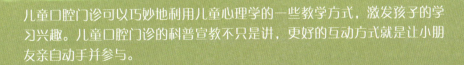

儿童口腔门诊可以巧妙地利用儿童心理学的一些教学方式,激发孩子的学习兴趣。儿童口腔门诊的科普宣教不只是讲,更好的互动方式就是让小朋友亲自动手并参与。

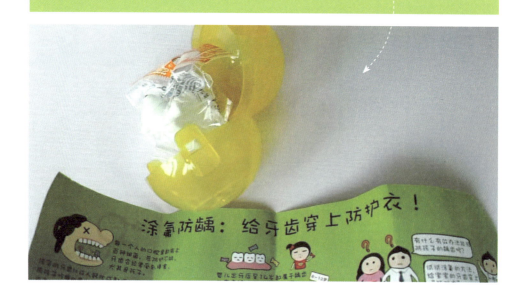

在这里着重说明一点，专家的建议至关重要。所以，做儿童口腔，要从专家的高度和专业度，提升诊所自身的形象。

但是儿童口腔最主要的工具，其实是关于业务的对比。要通过简单的说教方式来进行沟通。儿童牙齿矫正其实可以做个矫正前和矫正后的牙齿对比图。这样可以让孩子家长在最短时间内通过对比了解矫正的作用。一定记住不需要太多的文字。

儿童口腔想吸引小朋友其实并不困难，一台小小的扭蛋机足以让小朋友惊奇不已。

小朋友通过投币从扭蛋机得到的奖励，每个蛋里都是不同的口腔知识，真正地做到了口腔知识科普宣教的寓教于乐。

涂氟防龋：给牙齿穿上防护衣！

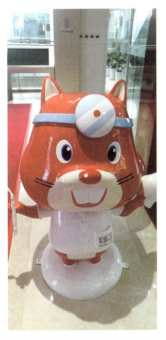

（2）巧用道具进行销售引导

初诊的小朋友除了利用独特的就诊环境和一些小礼品之外，还要考虑小朋友是否能坐得住。超过10分钟，大部分的小朋友是坐不住的。这个时候我们需要用更多的道具来吸引小朋友。一般口腔门诊就是通过动画片吸引小朋友，但不是所有的小朋友都喜欢坐着。大部分的小朋友在到了一个陌生的环境以后，都会拉着家长到处走走、看看、摸摸，什么都稀奇。

我们为了保障小朋友的安全，还是要用一个小朋友喜欢的工具。在这里，给大家介绍十分吸睛的初诊利器。

阿甘说过"生活就像一盒巧克力，你永远不知道下一颗是什么味道"，而扭蛋机最大的吸引点就在于，你永远都不知道会得到什么样的产品。通过扭蛋机的神秘未知，吸引小朋友的注意力。第一次到口腔门诊的小朋友都会看到上一个小朋友因为配合治疗获得了奖励，这对于很多没有就诊的小朋友就是一个莫大的诱惑。在口腔门诊实验的时候，很多小朋友围成一团，通过投币，礼物随着机身旋转，看到一个小朋友很自豪地通过扭蛋机拿到了自己的奖品。那种自豪感油然而生，而围观的很多小朋友都投来羡慕的眼神。

那么扭蛋机如何使用呢？我们可以通过初诊奖励的方式，可以跟小朋友达成一个约定，如果好好就诊，我们就可以奖励一个扭蛋币。至于奖励的奖品是什么，谁都不知道。正是这种奖励的未知性，才会大大激发小朋友的参与兴趣。

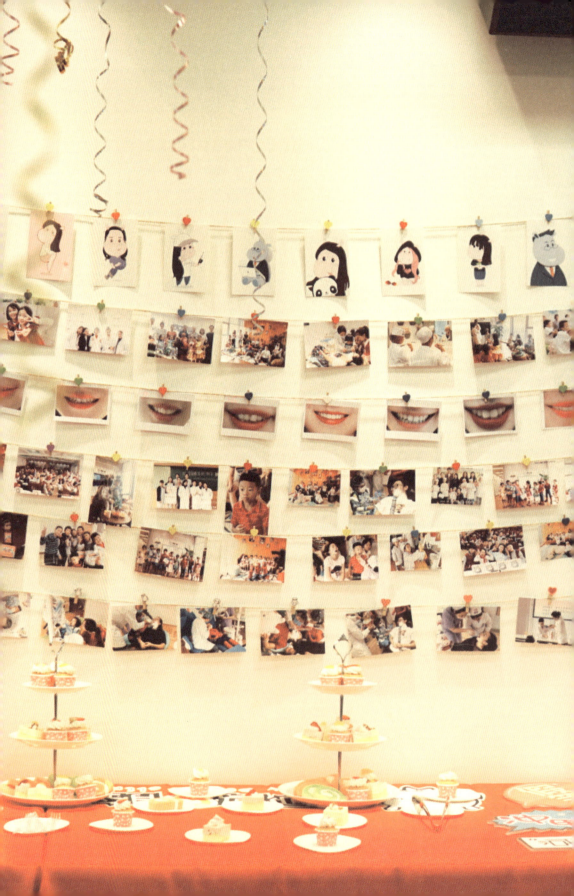

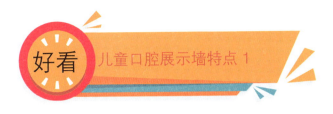
2. 利用展示墙背书，赢得客户的关注

传统的口腔门诊有很多的白色墙体，儿童口腔的墙面主要是作为门诊整体环境的塑造。整体氛围的烘托，最主要就是通过墙上的画面，向家长和孩子传递一个愉快的心情。墙面的元素设计，好看的意思就是，要符合小朋友的审美眼光，并且能够把儿童口腔的主题元素完全体现出来。

儿童口腔展示墙的特点，就是要好看，让小朋友在很远的地方就能看到，并且被吸引过来。独特的图案造型，足以第一眼就能吸引到小朋友的眼睛。

067

成都河马口腔的展示墙，通过墙面把河马家族的每个成员都进行了充分的展示，尤其是每个到诊的小朋友看牙的照片。这样的展示会从视觉上给人很大的冲击感，可以通过这些患者的照片，拉近门诊和患者的距离。

儿童口腔展示墙的设计要通过好看的图案，在很远处就要吸引到小朋友包括家长的注意。那我们就可以通过不同的方式方法来达到客户主动观看的目的。

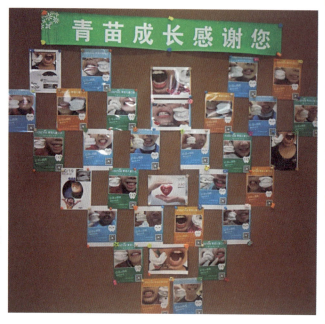

青苗儿童口腔心形的展示墙，让客户可以从墙体的设计中，看到儿童口腔门诊对于患者的用心及所传递出来的信任。

　　比如，像上图一样设计把儿童矫正成功的对比照片摆成爱心的形状。一来，爱心的造型符合主题标语，两者相辅相成，遥相呼应。二来，这么多的小朋友矫正前后对比的照片放在一起，足以让儿童家长对口腔诊所的用心产生信任。

　　我们也可以通过增加一些小蝴蝶的点睛装饰，把口腔门诊整体楼梯的销售场景烘托并打造出来，这样的展示墙足以达到吸引人的效果，并且增加消费者对口腔门诊的信任。

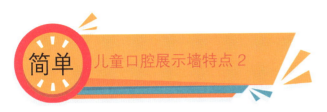

儿童口腔的展示墙有很大一部分就是要通过一些动画、卡通人物，吸引小朋友的眼睛，让小朋友快速地融入到口腔门诊的场景当中。因此，儿童口腔一些图案的精心布置，在口腔门诊运营的一些关键时候可以起到很重要的作用。

比如，右图量身高的图案设计，我们就可以通过让小朋友量身高，然后问问小朋友几岁了、多高了，是不是比小猴子、小兔子都要高了等一些场景化的话术应用，让孩子放松，消除孩子的紧张感。

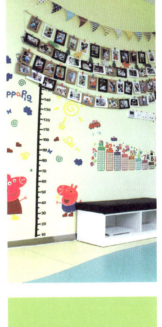

069

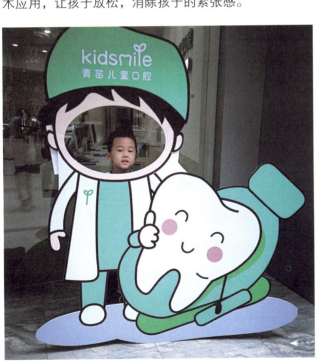

儿童口腔可以利用不同的空间，给小朋友设计不同的触点，可以让小朋友通过不同的触点，逐渐喜欢口腔门诊，不再会有恐惧感。

070

让小朋友对口腔门诊产生信任感，除了场景化的塑造以外，更主要的是口腔门诊要通过一些外力逐步取得小朋友的信任。儿童口腔信任感的建立要用更多的小朋友来做背书。

儿童口腔展示墙最重要的一个特点，就是要通过老患者的事例来吸引新的患者，因此，一些老患者送的锦旗或者送的感谢信，尤其是现在科技较为发达，患者主动发的朋友圈晒的图例，我们都要精心搜集起来，通过这些老患者的主动分享，达到一个很好的信任度的建立。

儿童口腔的信任感不是一次性建立的，我们需要打造不同的场景让消费者体验和感受。展示墙在儿童口腔的场景化打造中是最为重要的一环，因为可以通过这些患者的朋友圈案例，向患者有针对性地说明一些治疗效果。

比如，有龋齿的小朋友，惧怕看牙，那我们就可以给家长和小朋友讲一些真实案例，并且着重说明，这个小朋友还没有你勇敢、没有你年龄大呢等一些话术让家长相信门诊的技术，增强对门诊的信任，最重要的是让小朋友在沟通中不会再惧怕。

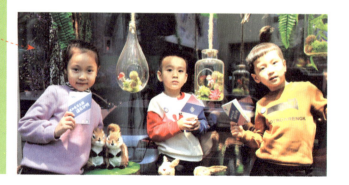

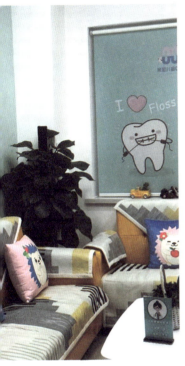

3. 利用咨询室沟通，与患者拉近距离

咨询室在很多口腔门诊的设计里，都相对比较封闭。各位可以试想一下，在一个相对封闭的空间里，如果我们不借这个机会与患者好好沟通，那么我们其实是自己失去了挖掘患者需求和跟患者交心的机会。

在整个沟通动线的设计里，咨询室是沟通中最重要的一环，也是相对比较困难的一环。有了前面几个环节的铺垫，在这个环节应该再深层次挖掘患者的需求。现在的患者也相对都比较聪明、比较谨慎，一看到咨询室的名字，就知道，要在这里谈方案、沟通价格了。所以，在进入咨询室的时候，患者已经有很强的防备心了。

那么我们应该利用咨询室，与消费者进行良好的沟通，与小朋友进行多纬度的互动，多了解患者的情况。

071

儿童口腔咨询室不仅要考虑到大人的感受，更要兼顾考虑儿童。图为沈阳米加儿童口腔的咨询室。卡通的靠背会迅速吸引小朋友的眼睛。

那么咨询室的作用是什么呢？首先从咨询室名字来看，就是为客户提供问题的咨询和解答。其次就是我们要通过与客户的沟通，充分挖掘客户需求，利用客户的口腔需求进行销售的达成。

那我们如何利用儿童口腔咨询室的优势，并快速促成客户的成交？

（1）道具

首先我们要提到的就是小朋友的玩具。这个玩具在游乐区都已经有设置了，所以在这里特别要强调的，这里的玩具，一定要和游乐区不一样。用个简单的话说，游乐区是大众玩具，那咨询室就要准备精品玩具，可以说是以一当十的。

比如现在非常火的小猪佩奇玩具就非常吸引小朋友的眼球。

咨询室沟通过程中，还需要注意的是，我们在和家长沟通之前，首先要考虑的第一个问题就是，小朋友不会打扰到我们和家长的沟通。

有两种解决方案：第一种，进入诊室之前，可以让我们其他的工作人员帮助照顾，这样就可以在咨询室内安静地与客户进行沟通。第二种，有些小朋友因为离开父母不太适应，所以必须和父母一起待在咨询室的时候，我们就可以通过玩具让小朋友安静，然后借此机会和家长进行销售的沟通。

儿童口腔诊室需要有配套的玩具才能让年龄较小的孩子安静几分钟，而我们需要抓住这个黄金时间。

美维集团下专业的儿童口腔门诊的咨询区，不仅设置有符合儿童身高的软凳，更有不同的儿童玩具和墙上设置的场景化图案，都是转移小朋友注意力的一个好方式。

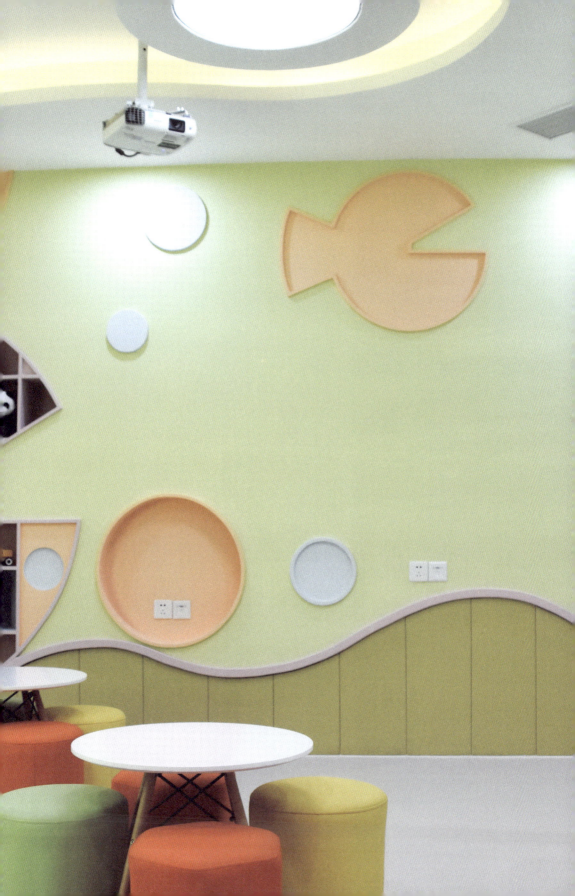

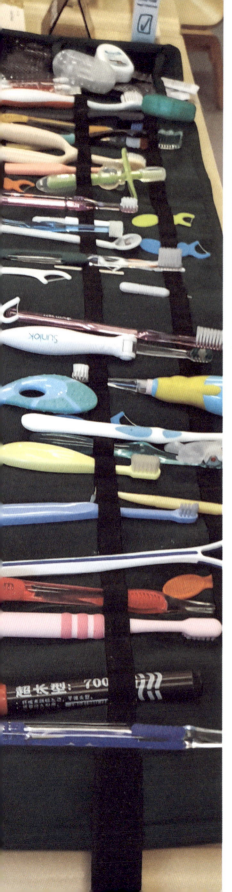

专业的儿童口腔，沟通的工具应该十分的周全，从牙刷到牙线，从牙模到沙漏，我们做儿童口腔的科普宣教，不能错过任何一个可以利用的道具，需要把每一个步骤、每一个工具都详细讲解清楚。

（2）工具（PAD，图例）

在前面讲过，为了方便及时与儿童家长沟通，在门诊几个重要的地方，都需要配备销售的沟通工具。在儿童口腔的咨询室更是要配备齐全。在咨询室，我们在与客户沟通过程中，要经常拿一些相关的销售工具进行辅助，深入挖掘儿童口腔家长的需求，并且及时解决。在与儿童家长沟通中，我们需要几个很重要的销售沟通工具。

- PAD。可以播放病例的视频或者图例。
- 牙模。主要用作对比，矫正前后的对比或者好的牙齿和坏的牙齿的区别。
- 公司介绍、三折页。介绍公司的优势及特色。
- 专家介绍。凸显出公司的技术实力。
- 特色产品介绍——卡，套餐等。 根据小朋友的口腔问题，推荐相关的口腔治疗方案，即套餐，就是期望通过简单的治疗，用会员卡的形式把患者锁定。

3. 儿童口腔咨询室沟通要点

大多数的口腔门诊没有着重设计销售的场景，因此咨询室的布置也没有经过精心的设计。咨询室一般来讲就是方桌子、硬凳子，整个咨询室的环境也没有布置。

那么既然要用咨询室成交，我们就要好好地利用咨询室的环境和打造的场景，对消费者进行销售的说服。

消费者如何做决策？

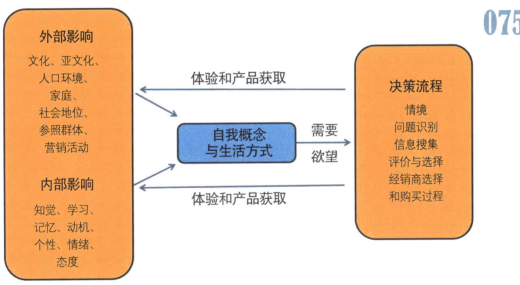

我们就需要了解消费者做决定的心理过程，虽然我们是做儿童口腔，但是儿童是否能做治疗，还是要取决于孩子的父母。

咨询室的桌子设计也有很大的讲究。作为儿童口腔，一定要考虑到圆桌设计的重要性，还要考虑孩子的身高，坐得是否舒适等因素。

从销售心理学来讲，在封闭的环境进行沟通，其实最主要目的就是要拉近身体距离，只有身体距离相对近了，成交的机会才会大大增加。

这个方法的理论来自于人与人在交往过程中，交往双方的人际关系以及所处情境，决定着相互间自我空间的范围。

美国人类学家爱德华-霍尔博士划分了4种区域或距离，各种距离都与对方的关系相称。人们的个体空间需求大体上可分为4种距离：公共距离、社交距离、个人距离、亲密距离。

在咨询室这个相对封闭和狭小的空间里，如果是和一个陌生人待在一起，身体自然而然会做出抗拒的心理，所以，要消除家长和小朋友的紧张感，就要通过空间的设计来最大效应地减免这个心理的发生。

在咨询室如何拉近距离呢？比如利用这种圆桌的设计，这样在沟通过程中，我们就可以不用像传统的门诊让客户在我们的正对面，这样就会让客户自然而然产生了心理抗拒。而且，小型的圆桌子重量很轻，桌子的距离是调节的，可根据客户的反应来进行自我调节。还有桌子的颜色如果相对比较素白，或者是相对比较暗的色调，对于谈判的沟通都不是很有利，那我们可以把颜色图案都设计得相对暖色调一点。

比如前面那个大红色的设计就非常好。红色时间长了，虽然会让人烦躁，但是却能够促使人快速下决定。

咨询室的墙面也是吸引小朋友的一个很有用的方法。在咨询室墙面设计和规划一些图片墙。

儿童口腔的咨询室，作为一个单独的区域，也应该是一个非常好看的空间，布置温馨。图为昆明亲亲齿科开放式咨询区。开放的大空间不会显得压抑，并且在椅子上配备了小朋友喜欢的靠枕，足以吸引小朋友的眼球。

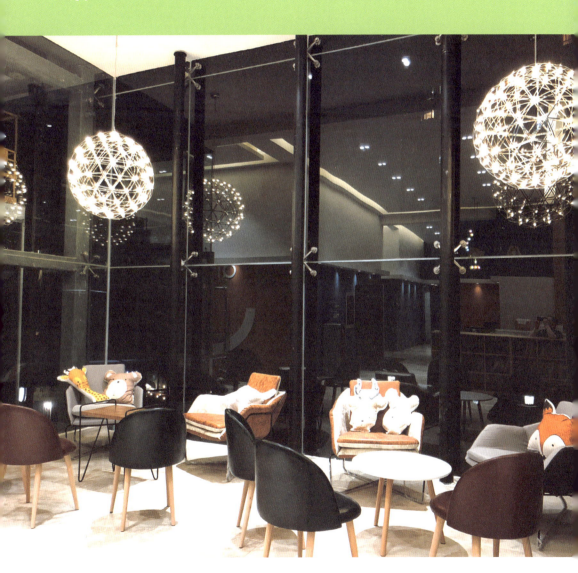

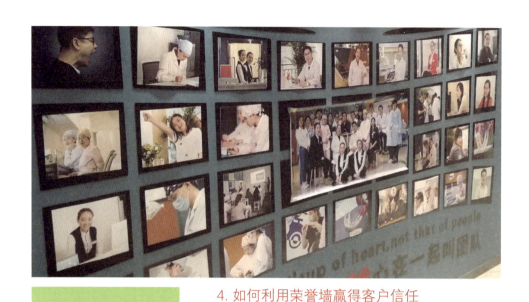

很多的口腔门诊都在公共区域把自己的企业文化张贴，目的旨在让消费者对口腔门诊能有一个全新的了解和认识。图为云南亲亲儿童齿科的企业文化墙。

4. 如何利用荣誉墙赢得客户信任

现在很多的口腔门诊都把企业相关的荣誉展示出来，其实荣誉墙就是企业文化墙的一个缩影。而企业文化墙是企业文化的浓缩，也是企业文化的展示。我们只有把自己的本质向消费者展示，才能赢得消费者的信任和尊重。

儿童口腔也是一样，父母在给孩子选择口腔诊所的时候，会比自己的要求还要高。这个就像给孩子买衣服要买环保的，买吃的要买无添加的一样。选择儿童口腔的标准，会比自己看牙的标准高很多。因此，如果向父母呈现一个专业的儿童口腔的形象就十分有必要了。

可见，仅仅儿童口腔这4个字，就在父母的心理代表着专业，因为从来没有一个口腔门诊是专门做小朋友的，这也是很多儿童口腔能够瞬间火爆的一个主要原因。

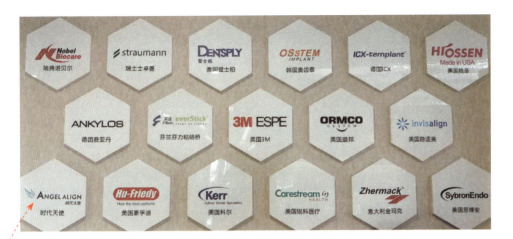

不同医生的专业介绍，其实就是儿童口腔医生用获得的荣誉博取消费者信任的一步。在很多消费者的眼里，细分就是专业的象征。所以细分的儿童口腔诊所之所以能够成功，这一点是能够取得消费者信任的关键所在。图为著名的上海摩尔口腔的荣誉墙。

（1）多样

口腔门诊的荣誉墙，大部分都会采用别的机构的奖牌和奖杯来布置，通过不同的机构针对口腔门诊的认证，取得消费者的信任，可以起到一定的背书作用。

而儿童口腔门诊的荣誉墙，我们首先不是要让父母相信我们技术多专业，而是要通过荣誉墙的氛围烘托，让孩子的父母相信，他们的孩子在我们口腔门诊看牙，不会紧张、不会惧怕，会非常开心、会配合。其次才是专业的技术。因此，儿童口腔的荣誉墙，主要是展现企业的公信力，与儿童相关的机构的认可。

（2）多人

每个医生都会有自己的专业特长，在儿童口腔门诊，我们可以通过凸显每个人独有的特长，利用消费者的晕轮效应心理，树立起不同医生不同的权威面。

晕轮效应又称"光环效应"，属于心理学范畴，是指当认知者对一个人的某种特征形成好或坏的印象后，他还倾向于据此推论该人其他方面的特征。

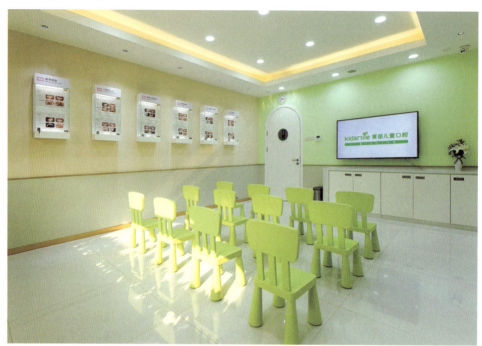

（3）切合（亮点）

　　儿童口腔门诊的主题决定了口腔门诊的风格，我们可以让小朋友在独特的口腔门诊销售场景下，突出和体现出我们的特色。

　　荣誉墙是企业的一个最大亮点，有的口腔门诊不允许悬挂锦旗，不允许把客户的感谢信公布。其实也是自己的一个企业文化的传承。企业这么做，就是想让大家都记住，做儿童口腔这个工作是我们自己的本职工作，应该要做的事情，而不是为了获得某个机构或某个人的赞赏。

　　做好自己的工作，能够造福更多的孩子，让更多的孩子能够因为我的工作而自信微笑，这个才是儿童口腔医生最大的荣誉。

在青苗儿童口腔门诊里，不管是门诊公共区域还是诊室，都是关于错𬌗畸形和咬合诱导的宣传。目的就是把"5～12岁是儿童牙齿矫正的黄金期"这个触点应用到诊所每个环境。

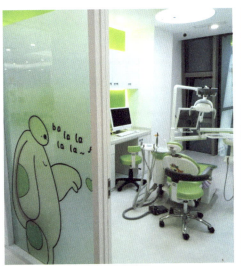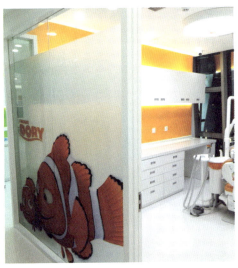

5. 如何利用治疗室体验：舒服吸引和刺激

儿童口腔除了要做好治疗以外，有个很大的职责所在，那就是对于口腔知识的科普教育工作。在治疗室，如何做好儿童口腔的科普宣教工作呢，其实可以根据儿童自身的特点来进行设计。

比如，儿童的一些性别教育和科普工作。那么我们可以把儿童口腔的诊室设置不同的主题，然后分成不同的男孩和女孩诊室。根据男女诊室来做最简单的性别宣教工作。让不同性别的小朋友明白性别的重要性，并且根据不同的小朋友来做相关的行为引导。

（1）分别（不同性别）

口腔门诊的诊室如果有两间以上，建议可以布置不同主题的诊室。在布置诊室的同时，可以做一些符合不同性别孩子的特色。比如某儿童口腔的冰雪奇缘主题诊室等。

适合小男孩、小女孩的儿童口腔诊室，从入门处到诊室内，都是统一的色彩。

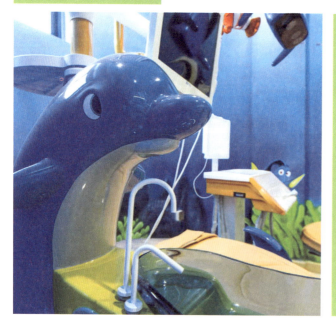

（2）分类（不同主题）

口腔门诊可以根据诊室的不同，设计不同的诊室主题。比如，可以设计超人主题、小猪佩奇主题等。主题口腔诊室不同于传统的口腔诊室，可以为小朋友带来更多的新鲜感，凸显出不同的个性化主题，满足不同客户的个性化需求。

儿童口腔主题诊室的设置，并不是简单地做一些场景的布置和张贴。最关键的是，我们期望通过不同的场景打造，可以和小朋友能有更多的话题可以沟通，把场景的这个触点延伸到孩子的兴趣爱好等方面。

（3）分具（不同道具和玩具配合）

在儿童口腔的诊室里，为了让小朋友能够喜欢口腔诊室的环境，并且在治疗过程中，能有更好的依从性，所以在口腔诊室内，要设置一些符合儿童需要的道具，来辅助医护人员跟小朋友沟通互动。

上海科瓦儿童口腔，配备了包括"冰雪奇缘"在内，不同主题的儿童诊室。

专门为小朋友配备的儿童牙椅，可爱的造型在诊室内就可以吸引很多小朋友的兴趣。

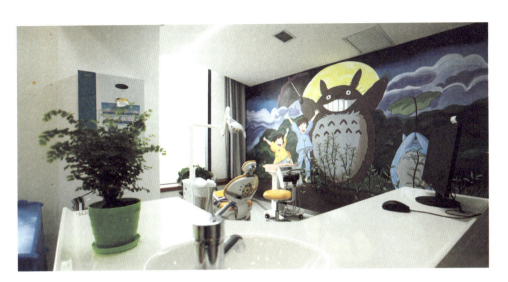

儿童口腔的诊室风格要和诊室的医生气质及喜好完美地结合，墙面装饰可以烘托儿童口腔诊室的整体氛围。

在家长带小朋友就诊的整个过程中，我们需要利用诊室自由的条件和环境塑造一个小朋友喜欢的儿童口腔诊室，在整个的诊室设计和布置上，我们需要符合当下儿童的心理需要。

另外，在儿童口腔诊室的风格规划上，一定要符合使用这个诊室的医生。要做到医生个人的特质、气场、形象三者和场景完美地搭配。

最后在儿童口腔的诊室设计上，我们要融入一些销售的元素。场景的打造，就是要让销售的元素无处不在。在笔者工作的儿童口腔，每个诊室都会悬挂一个错𬌗畸形的对比图。自从我们把这个图片挂到各个诊室以后，经常会有很多带孩子看牙的家长看着墙上的图片，对照着孩子的牙齿问："我们家孩子的牙齿是不是和墙上这个挂的类似？"一旦家长会问到这个问题的时候，我们口腔科普的目的也就达到了。

销售的首要前提就是认知，一旦形成一定的认知，我们就非常容易沟通了。

小朋友对口腔门诊的信任，源自于在整个看牙流程的整体的感受，其实就是好不好看，好不好玩。

6. 如何利用信心墙说明：角色互换加互动

笔者去过很多的口腔门诊，很多门诊都没有专门的信心墙，都是由各种不同的照片汇集而成，当问及原因时，回答就是想体现口腔门诊和患者友好的医患关系。

在儿童口腔诊疗中，其实信心墙是口腔门诊和小朋友沟通的一个最好的方式。那么信心墙该如何设计呢？怎么设计小朋友才喜欢，家长才看得明白，会对口腔门诊产生足够大的信任感？

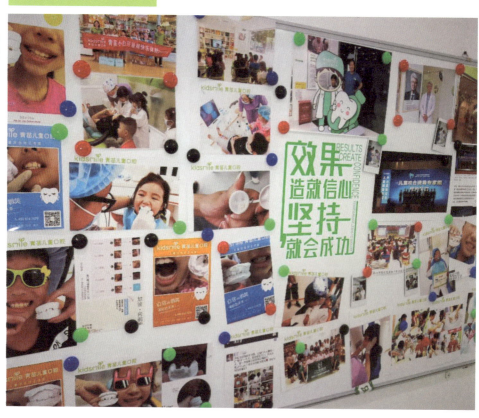

儿童口腔信心墙的装饰是为了增加消费者对诊所的信任，分类是为了便于沟通的时候能迅速找到和消费者相对应的人群。

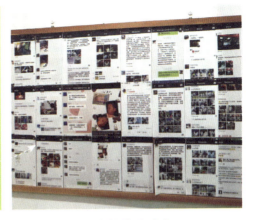

（1）分类（根据不同的症状来分类）

儿童口腔可以根据孩子的主要口腔问题，把不同的治疗项目统一并分类。例如，龋齿、窝沟封闭、早期矫正等项目可以分类分开进行展示。

（2）分块（不同时间段）

儿童口腔的信心墙除了根据口腔问题分类之外，我们还可以把不同年龄阶段的小朋友进行简单的划分。毕竟不同的年龄阶段对于口腔门诊的治疗标准和要求都是不一样的。比如，可以简单地划分为幼儿园小朋友和小学生等两种不同的人群。

信心墙可以增加与儿童口腔家长和孩子的互动，最主要的就是要通过墙面信息的展现，让小朋友对看牙不会再惧怕，可以让不同的小朋友都找到自己的影子。

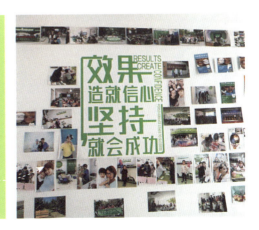

儿童口腔信心墙的最主要的作用就是让孩子不怕看牙，所以墙面的整体设置也要轻松活泼。拍摄的照片都是每个医生和自己的患者在不同的场景下的合影。图为紫丁香儿童口腔的信心墙。

（3）分人（不同医生）

儿童口腔的信心墙为了方便寻找，可根据王医生、李医生等不同的医生分类，把医生跟小朋友拍的照片分类张贴，这样就方便口腔诊所的工作人员在做介绍的时候寻找。

创建儿童口腔信心墙有一个最主要的目的，就是要为看牙的小朋友营造一个温馨的氛围，树立一个不怕看牙的信心。所以在儿童口腔的信心墙上，我们可以通过信心墙的两面性，把信心墙的功能发挥到更大。

儿童口腔信心墙的第一作用，为孩子树立一个榜样的氛围。

信心墙都会有很多的小朋友看牙的照片，不同场景的看牙照片汇集在一起，营造出一个欢乐的看牙氛围，这个氛围的营造和信心的传递非常重要。我们就是要通过儿童口腔不同的场景氛围营造，让在看牙的孩子能够看到，无形之中增强看牙的信心。

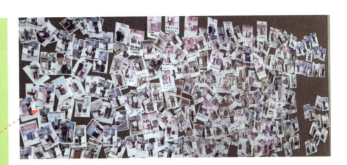

信心墙就是通过自己好的表现给别人信心，同时也是鼓励自己让自己变得更棒。可以让整个场景透露出客户对口腔门诊的喜爱和感激。而这种氛围会增加小朋友对口腔门诊的喜爱，博得家长的信任。图为重庆维乐口腔门诊的信心墙。

儿童口腔信心墙的第二作用，为孩子树立一个榜样的激励。

孩子到口腔门诊看牙都会惧怕，为了减少孩子的紧张感，我们强调要打造一个孩子喜欢的场景。而信心墙就是取得小朋友信任的关键所在。

儿童口腔信心墙的第三作用，为家长提供一个效果的保障。

家长从一开始到信心墙的沟通，都是为了让家长对口腔门诊放心。通过榜样的力量，通过信心的激励，这些个触点的管理，都是在给家长传递一个安全的信号。会让家长觉得这个口腔门诊值得信赖，对口腔门诊有信心。

■ "三室三墙"儿童口腔成功关键

所谓的"三室三墙"，其实就是整个口腔门诊的客户沟通动线设计。从患者一开始进门，利用诊所的不同环境优势，让客户利用口腔门诊的场景，产生一个良好的互动过程。在这个过程中，通过不同的工具和道具的使用，让我们可以真实地了解到患者的需求。

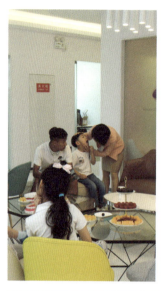

整个沟通动线的打造，就是一个销售的心理过程，准确地把握其中的一到两个关键点，就能打动客户，产生信任。在与孩子沟通的过程中，要时刻关注孩子对陌生环境的接受程度和孩子的心理感受。

而针对儿童患者来说，口腔门诊的沟通动线设计，就是让儿童在一个陌生的环境中能够快速融入，并且放松。通过一些装修设计，塑造不同的场景，让孩子能够快速放下戒备，让身体和心理都放松，不会再抗拒看牙。在整个沟通的过程中，口腔门诊利用一些游戏和小朋友喜欢的玩具，营造一个欢快开心的放松氛围。

只有这样，既了解了大人的治疗需求，也在进诊室之前处理了小朋友的依从性问题。能解决儿童口腔这两个最大的难题，才是一个合格的儿童口腔门诊。

综上所述，在这"三室三墙"沟通动线的设计过程中，其中有个最重要的一点，就是要挖掘客户的深层次需求，并对客户有针对性的销售。

口腔门诊的销售岗位，也就是我们口腔门诊常用的咨询师，有的门诊也叫医生助理。鉴于咨询师对于口腔知识的了解，在沟通方面更加擅长，因此，建议各个门诊在"33"定律的实施过程中，如果我们有一个好的咨询师，在动线沟通过程中，会起到很好的沟通互动效果。

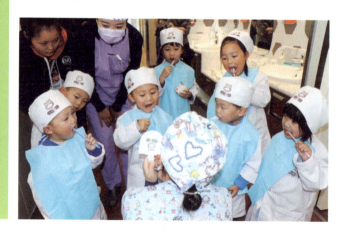

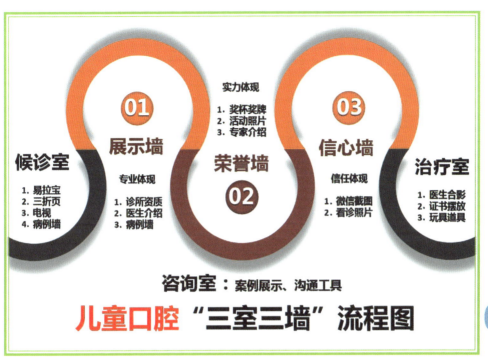

实力体现
1. 奖杯奖牌
2. 活动照片
3. 专家介绍

候诊室
1. 易拉宝
2. 三折页
3. 电视
4. 病例墙

01 展示墙
专业体现
1. 诊所资质
2. 医生介绍
3. 病例墙

荣誉墙
02

03 信心墙
信任体现
1. 微信截图
2. 看诊照片

治疗室
1. 医生合影
2. 证书摆放
3. 玩具道具

咨询室：案例展示、沟通工具

儿童口腔 "三室三墙" 流程图

儿童口腔"33"定律是打造儿童口腔场景化运营的基础。

建议各个儿童口腔门诊，一定要有专人负责"三室三墙"动线的讲解，尤其是针对初诊用户，需要在客户没来之前，详细地熟悉"三室三墙"的沟通要点，当客户到来的时候，才能有针对性地跟不同的客户，进行不同重点特色的介绍，只有这样，才会让客户对口腔有很好的就诊体验，让小朋友能够迅速融入儿童口腔门诊的环境中，才能对儿童口腔门诊的客户运营达到事半功倍的效果。

文化墙是展现口腔门诊文化以及提升品牌形象的墙，不同的文化墙构成了企业的工作环境，文化墙的设计风格和所呈现的内容，不仅会在无形中改变着员工的行为准则，更主要的是，文化墙呈现出的精神状态，会无形中也影响着每一个看到的消费者。

山西可睦儿童口腔的文化墙，口腔门诊企业文化墙充分展现了一个企业的内在灵魂。

设立企业文化墙，对口腔门诊来说，有几个好处。

首先，对口腔门诊自己的内部员工，可以展示企业文化，把口腔门诊不同时间段的成长历程充分展现，可以让员工对企业加深印象、增强好感。员工每天路过的参观和学习，会把企业文化融入骨子里，这些点滴的企业文化的灌输，在营造一种企业文化的氛围，可以增加员工的归属感，起到鼓励员工、增强团队凝聚力的作用。

其次，企业文化墙也是口腔门诊对消费者一个展示企业形象的镜子。企业文化墙可以通过不同的表现形式，把企业的综合实力展现出来，这样就可以增强消费者对企业的形象，增加消费者对口腔门诊的信任感。

口腔门诊的文化墙是企业综合实力的展现，也是让企业通过实力的展示，向消费者营销的机会。口腔门诊的企业文化也是每个企业对员工要长期强调和灌输的共同价值观。图为重庆维乐口腔门诊的企业文化墙。维乐口腔秉承中国美牙矫正专科的企业理念，不仅做成人的牙齿矫正，现在也涉及替牙期孩子的早期矫治，走在矫正行业的前沿。

再次，企业文化墙其实就是把企业的目标、发展规划、理念以及员工风采等多个方面，通过照片、文字等方式在墙面体现，突出企业的正向宣传，可以让客户对口腔门诊更深入地了解，增强对企业的好感度。为口腔门诊的员工增加一种积极向上的氛围，鼓励大家努力前行。

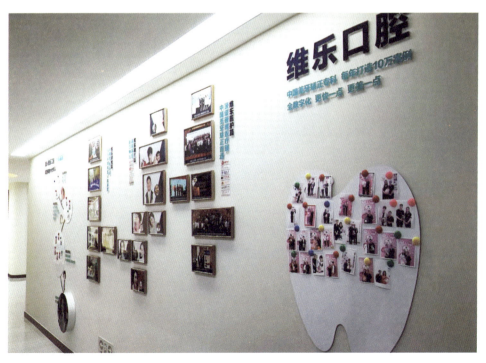

—— 总结 ——

候诊室：破冰 = 卸下戒备

展示墙：背书 = 赢得关注

咨询室：沟通 = 拉近距离

荣誉墙：权威 = 信任说服

治疗室：舒服 = 刺激吸引

信心墙：说明 = 角色互换

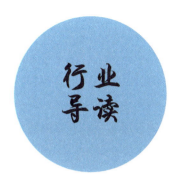

作为国内儿童齿科最早一批实践者，深知儿牙项目绝对不是一个简简单单给孩子看牙的诊疗行为。其中所涉及市场因素、儿童心理及行为诱导、家长思维逻辑管理等，都是需要非常认真钻研与不断实践的实用学科。

我的好友，国内儿牙项目的资深实践者——葛强先生根据多年实践经验，汇总归纳了相关的各种流程与场景，相信对于广大中国民营牙科同仁而言，可以少走弯路、更快前行！期望在大家的努力下，通过儿牙项目的广泛推广，为中国民营牙科整体市场的繁荣富强，提供源源不断的客户资源。

刘庆丰
曾任《世界牙科论坛》中文版主编
曾就职瑞尔集团、好牙医、劲松口腔集团
2019 年创立"庆丰私蓺工作室"
为所有民营牙医提供诊所管理营销"一站式"服务

经历过2014—2016年，3年口腔资本投资"迸发期"，对于大型综合性口腔机构投资、并购的热潮，已经逐渐冷却。但是从2018年开始，口腔单一专科（比如种植、正畸、儿牙）连锁、医院，却受到越来越多的资本市场的关注。很多医生都会专科做诊疗，但是往往对于市场运营是一片空白。这本书为很多想做口腔专科的医生和机构，带来了一个引导和方向。

刘力玮

松柏投资（高瓴资本集团）投资经理

即使装修得再温馨、卡通的儿牙诊室，看牙的小朋友和接诊的医生，内心可能都涌动不可预知的沟通焦虑，儿童对于未知经历的恐惧，而医生要思考能够轻松高效地完成诊疗的方法。这道医患之间心理障碍，如何逾越和消除，都在此书中可以为盼。

本著作从心理学和行为学入手，结合灵活多变的口腔诊疗市场机制，制订个性化的儿童口腔诊疗解决方案，营造轻松、有序、高效的儿童诊疗秩序，让医患双方都能获得良好的治疗体验，是一本值得期待和学习的好书，即将给我们带来一场新型口腔医疗市场营销模式的头脑风暴。

王睿

博士

解放军306医院口腔科

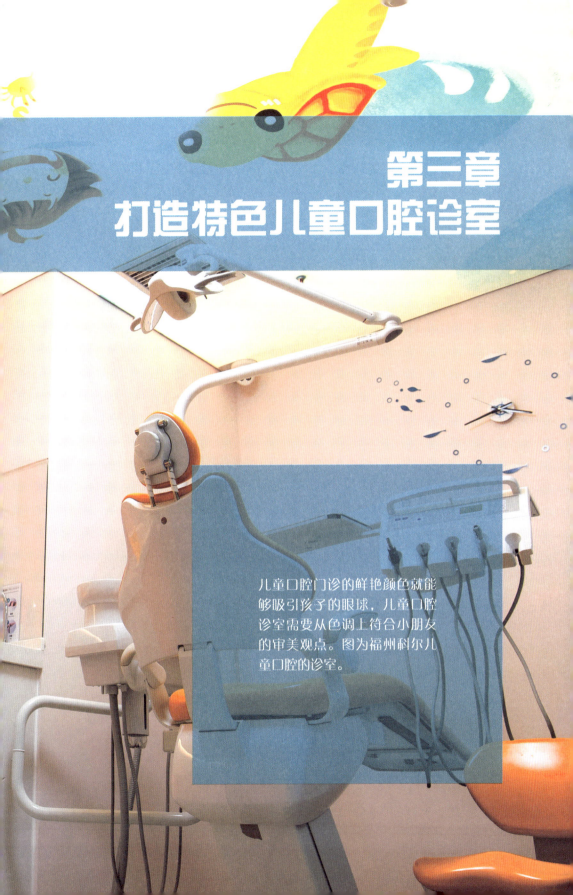

第三章
打造特色儿童口腔诊室

儿童口腔门诊的鲜艳颜色就能够吸引孩子的眼球，儿童口腔诊室需要从色调上符合小朋友的审美观点。图为福州科尔儿童口腔的诊室。

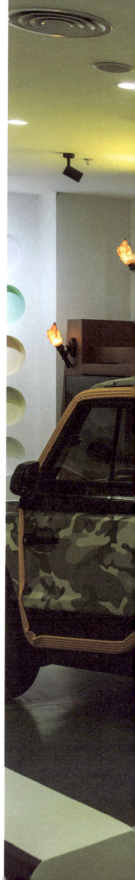

全新的儿童口腔诊室从外面来看，都会有
很明显的标志，这样可以更快地吸引到小
朋友的兴趣。

■ 反差，别有洞天既视感

传统的成人口腔诊室和儿童口腔诊室首先从色调来说，最大的区别在于传统口腔门诊都是冷色调的装饰，以白色为主，虽然看起来干净，但是感觉很冰冷，没有任何感情色彩，总之缺乏一些亲切感。

儿童口腔的色调大多都采用孩子喜欢的暖色调，尤其是橙色、黄色。儿童口腔诊室的装修设计要先奠定基调，选定什么样的主色调就比较重要了。

1. 有反差

而儿童口腔的色调大多都采用孩子喜欢的暖色调，尤其是橙色、黄色。儿童口腔诊室的装修设计要先奠定基调，选定什么样的主色调就比较重要了。一般适合儿童口腔的颜色有蓝色，粉色，绿色，橙色。这几种颜色相对都比较活泼，因为儿童口腔诊室的色彩不能单一，五彩斑斓的房间会比较适合儿童，有利于儿童的智力发展，能够发挥足够的想象力。

如果是男孩的主题诊室可以选择蓝色、绿色的主色调，女孩的主题诊室就选择粉红色、橙色等。那我们首先要从色调上有大的差异，其次要有独特的引导指示，最后要有独特的标识。

2. 很明显

一般的儿童口腔，想以通过一个或者两个儿童口腔诊室，从外观来看，要有明显的差异。让小朋友从外面路过的时候，一眼就能看出这是个儿童诊室。这个明显的标记需要符合小朋

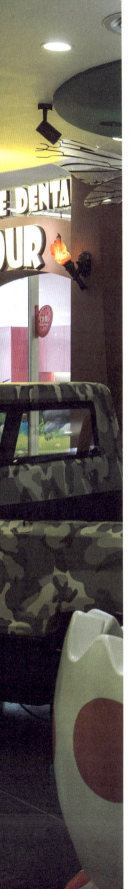

友的喜爱，比如，现在比较火的小猪佩奇、冰雪奇缘、光头强等，都是能够一眼让小朋友喜欢的图案。

3. 看设备

有很多的卡通造型的牙椅，就是为了通过造型吸引小朋友。这种牙椅设计都比较独特，打破了传统设计思路，有别致的造型。使原本冰冷的牙椅变得温馨，充满童趣，可以减轻儿童在口腔治疗时的心理负担，有很好的依从性，使儿童口腔治疗会变得轻松和舒适。

其实还有很多吸引小朋友的道具，比如带卡通动物的小牙刷、符合儿童的牙膏等这些都是可以作为简单的道具吸引小朋友。

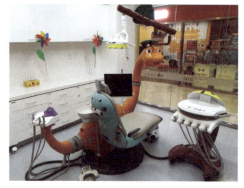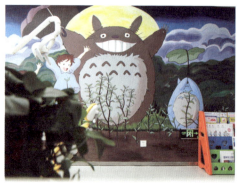

建议儿童口腔门诊，在条件允许的情况下，可以购买儿童专用的牙椅，独特的造型会非常吸引小朋友。上图为北京市圣诺儿科的儿童口腔诊室。

很多儿童口腔的门诊设计都是以孩子喜欢的卡通动漫为主题。上图为袁林天儿童口腔医院的主题墙。

■ 温馨，别有风味仪式感

1. 暖色调

儿童口腔要塑造一个温馨的场景，就是为了让小朋友来到口腔诊所能够快速融入，并且能够让小朋友看到后就会喜欢。

因此，有很多口腔门诊为了吸引小朋友，会在口腔诊室之内贴一些壁纸，并且壁纸的元素都是小朋友喜欢的。这些元素因为一开始就是为小朋友设计的，所以，在色彩方面都会符合小朋友的审美观点和需求。

2. 暖布置

儿童口腔的布置就能看出口腔门诊的细心。比如一些暖色调的灯、暖色调的配饰，都是可以让小朋友安静和愉悦的环境因素。如果我们细心留意，其实有很多可以布置的细节。比如，儿童口腔诊室的灯。很多人都没有关注过头顶的灯有多大的作用。我们可以试想一下，当我们躺在诊室的牙椅上，能看到的就是诊室头上的那个灯。其实大家没有想过，躺在牙椅上的那种无助的感觉。一般在这个时候眼睛都会有一个着落点，这就是笔者经常提到的触点营销。

请大家谨记：患者眼睛的着落点就是我们口腔门诊的营销机会。每一个着落点就是我们触点营销的机会。

那么我们可以做些什么呢？我们可以通过向小朋友的眼睛传递一些吸引眼球的元素。

比如，小鹿、大白等，都可以吸引小朋友的眼睛。吸引后，就会让小朋友脑海里联想到动画片或小动物。让小朋友的脑海里会想一些和看牙无关的事情，这个时候小朋友就忘记了看牙，不会再因为看牙的声音影响到心情，然后再次产生心理恐惧。

儿童口腔诊室头顶的灯、牙椅上的PAD、在口腔治疗时为小朋友播放动画片，是转移小朋友的注意力、让小朋友有很好依从性的工具。一个简单的动作就可以让小朋友主动躺在牙椅上，并且主动配合治疗。头顶的灯能够吸引很多的小朋友眼睛。

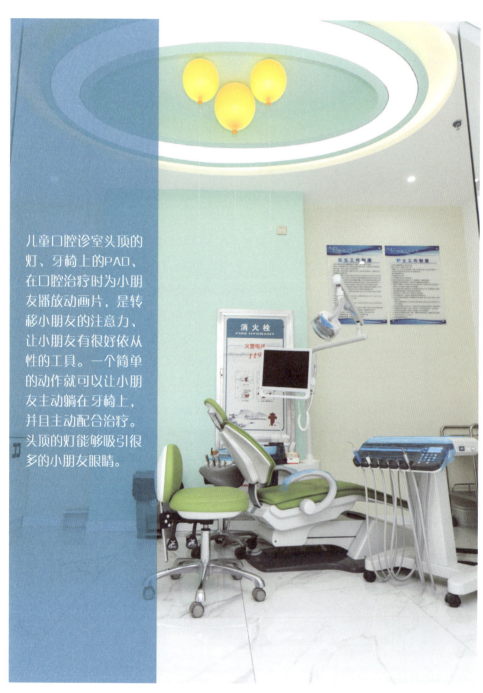

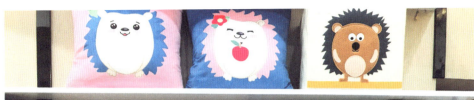

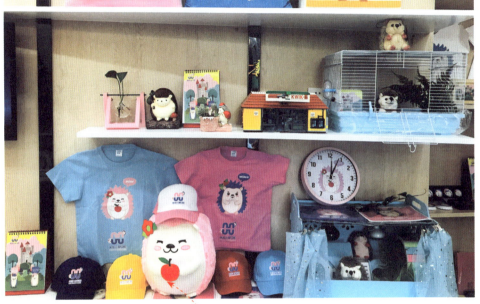

儿童口腔医生在用玩具和小朋友进行沟通，很多玩具都带有启发性和引导性。图为辽宁省沈阳市米加儿童口腔研发的儿童周边产品，可以通过不同玩具塑造不同的儿童使用的场景，让孩子在生活的点滴中接受儿童口腔知识的观念灌输。

3. 暖工具

儿童口腔除了可以用外在的环境来影响家长和孩子之外，其实还可以通过一些道具的使用，增加与孩子的沟通和互动。

很多玩具其实在与孩子沟通的时候，都可以作为一个道具来使用。玩具不仅仅用于娱乐，一个好的玩具也是孩子最好的心理安慰。如果我们可以和孩子一起玩，并且在适当的时候加以引导，就可以让孩子在玩的过程中，让他们了解一些知识。

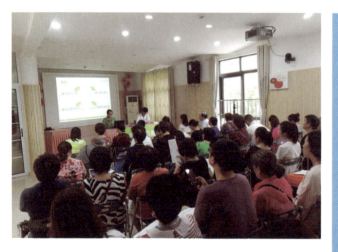

■ 布局，别有情调体验感

1. 孩子感受

儿童口腔的患者是谁？这个是我经常问很多想做儿童口腔门诊的老板问题。其实这个问题很好回答，但是很多人都回答错了。大家都以为做儿童口腔，因为是父母掏钱，所以很多人都说是家长，其实真的回答错了。尤其是现在很多口腔门诊的设计规划也都是站在父母的角度考虑问题。

而且，我们没有真正从孩子的角度出发，忽略了孩子的感受。孩子才是儿童口腔的患者，只不过是家长付费而已。

在一个专业的儿童口腔诊所里，我们不仅要考虑家长的感受，更要认真地考虑孩子的感受，在布置儿童口腔诊室的时候，要考虑到孩子的体验和孩子的心理，只有这样才能做一个符合家长和孩子双重标准的专业儿童口腔。比如，从儿童的角度出发，设置了儿童最喜欢的牙椅。

儿童口腔的治疗具有"代位消费"的特征，孩子的口腔是否健康完全取决于孩子的父母对儿童口腔的了解程度。图为青苗儿童口腔的进校活动，在给很多接送孩子的家长普及口腔预防保健知识。

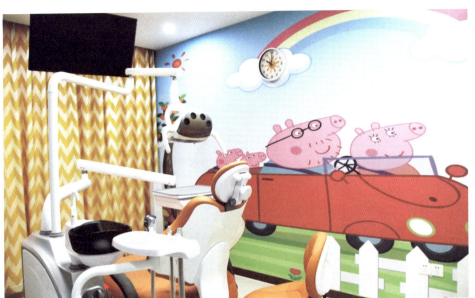

儿童口腔医生在用玩具和小朋友进行沟通，很多玩具都带有启发性和引导性。图为重庆维乐少儿口腔的小猪佩奇网红诊室。

这里面说一个案例，也是儿童口腔才会碰到的服务细节，也能凸显出家长的体验和孩子的感受。

笔者曾工作过的儿童口腔，在一次周末接诊的时候，有一个小朋友来到诊室治疗，我们一般是要求小朋友自己上牙椅，可是，小朋友因为年纪太小，而牙椅太高，所以小朋友自己往上爬了好几次，都没有爬上去。这个时候我们的医护人员把孩子抱上牙椅，完成了治疗。

当时同事们在开会议说这个案例的时候，我们现场的所有工作人员回想了一下，原来问题出在是我们上一个做治疗服务的是一个年龄较大的孩子，年纪大的孩子和年纪小的孩子，对于上牙椅的要求高度是不同的，而我们很多的口腔门诊都忽略了这一点。

通过这个案例可以发现，其实我们有很多的细节没有考虑周全，如果是一个大人肯定不会发生这样的事情。而我们面对的是儿童，是不同年龄阶段、不同身高、不同体重、不同性别的孩子，所以，从孩子一开始进入儿童口腔诊所的时候，这个细节就要多注意，多从孩子的角度考虑问题，要切实应用到儿童口腔的各个环节。

2. 父母感受

其实从一开始进入口腔诊所，家长就在用自己的眼光和要求打量门诊，在这个时候我们很多门诊都会考虑家长的感受。这个其实是对的，也没有问题。但是，作为儿童口腔医疗和成人口腔医疗有个最大的差别就在于，成人口腔医疗更关注价格、环境、技术等外在因素，而儿童患者关注是否好玩、游戏、道具。当一个家长带着一个儿童患者的时候，需求又会不一样了。这个时候家长就会以自己的角度在考虑，孩子是否需要治疗，考虑孩子的心理承受能力，一切都是以自我的角度考虑孩子。

家长是否真正地了解孩子，真正地明白孩子的需求？在笔者做了两年多儿童口腔的经验告诉我们，家长其实不了解。一开始都并不知道孩子的牙齿是需要治疗。因此这个经验告诉我们，我们要知道家长的误区，需要有意识地引导。

孩子的感受就是父母最大的感受，如何让孩子在口腔诊室安心看牙和有很好的依从性是所有孩子父母来口腔诊所都想解决的问题，而更多的口腔诊所依靠医生、依靠外力（束带等）、依靠孩子的父母，只会让孩子的依从性变得更不好。

104

曾经有句话说过："如果做父母需要考试，许多人都毕不了业。"这句话说明，不论是父母还是子女，都是第一次承担这个角色，我们作为大人，总会以过来人的身份来说教孩子，其实每个小朋友都会有自己的思想和想法，而现在很多父母都不会跟孩子平等沟通，总是以一副父母的姿态，把自己的想法强加在孩子的身上。

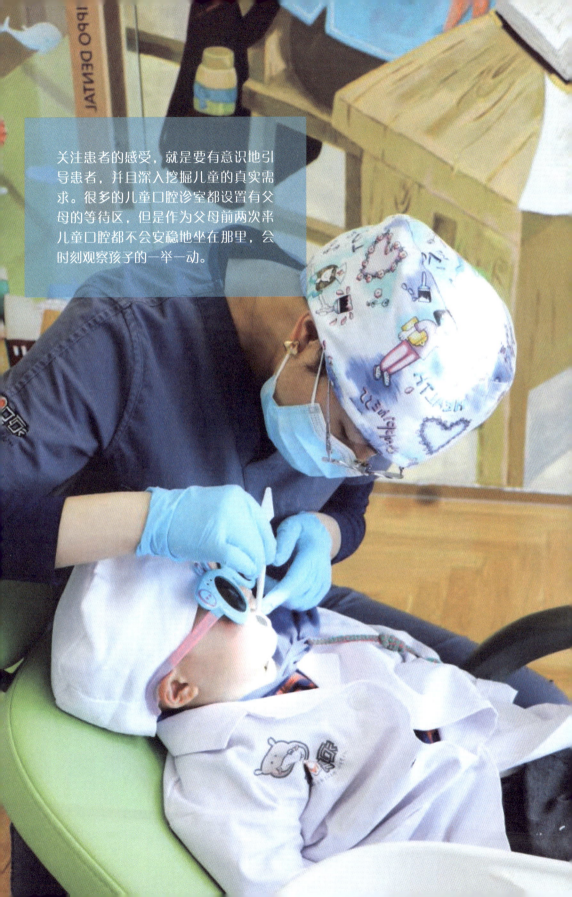

关注患者的感受，就是要有意识地引导患者，并且深入挖掘儿童的真实需求。很多的儿童口腔诊室都设置有父母的等待区，但是作为父母前两次来儿童口腔都不会安稳地坐在那里，会时刻观察孩子的一举一动。

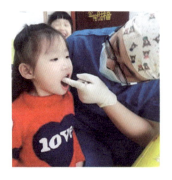 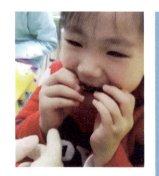

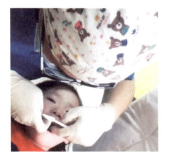 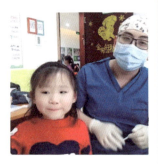

3. 医生感受

我们不仅需要关注孩子的感受，而且要关注家长的感受，其实这个最主要是由医生来做治疗。因此，在诊室的设计上、玩具的设置上，都要考虑一个问题，是否会影响医生的治疗。做这么多的环节，就是为了最后的治疗，因此要多注意医生的感受。

这些个环节的设置可以增强孩子的依从性，提升诊所整体的就诊氛围。医生朋友们可以根据自己的性格习惯，以及诊室的特色主题风格、相关的工具都可以让儿童在诊室安静就诊。

儿童口腔最终的体验是孩子看牙的时候，因此，我们要考虑到在诊室内儿童口腔医生如何与小朋友快速成为朋友。而且要充分考虑到每个小朋友的个性和心理特征，是每个儿童口腔医生应该必备的技能。

一个简单的工具就可以让小朋友融入口腔门诊的环境中，很多的门诊都会测量小朋友的身高，而很多的口腔门诊因为场地原因，这个场景可以设置在诊室内。

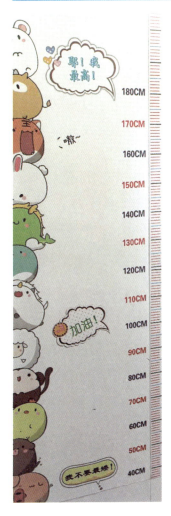

■ 实用，别有风趣愉悦感

在儿童口腔整个的场景构建中，一定要做到自然，并能够根据诊所的实际面积物尽其用。这样我们设置的触点都会融入场景当中。在场景化的过程中，我们要把每一个触点都充分应用，并且发挥最大的功能。

1. 都有用

从大人的角度来看，一个简单的儿童玩具，我们是无法想象对于孩子来讲是有多大的诱惑力。看似简单的一个贴纸，对于一个四五岁的孩子来讲，有莫大的吸引力。笔者曾经看到过一个小朋友在做完静脉注射的口腔舒适化治疗以后，醒来的第一句话就是：你们答应给我的贴纸呢？

虽然我们是成年人了，也经历过童年，但是我们永远都无法理解，现在的孩子对于玩具的痴迷，更无法知道玩具带给孩子有多少的快乐，但我们最少应该知道：任何一个玩具，有可能都是搞定一个孩子的法宝。

2. 都可用

笔者在儿童口腔的工作中要求，每个诊室都会多放一些能够吸引小朋友的玩具，这些玩具都可以在小朋友不能配合治疗的时候起到很大的作用。

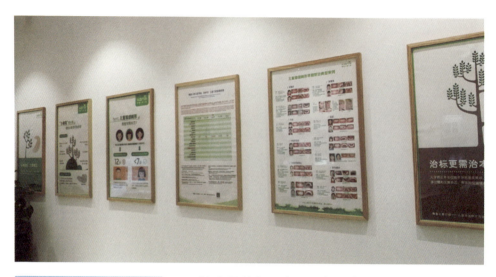

诊室内的每个工具，对于儿童口腔医生来说，都是一个完美的沟通工具，是可以跟孩子讲故事的道具，任何一件工具都应该可以跟孩子讲一个动听的故事。图为青苗儿童口腔每个诊室都必备的沟通工具，儿童口腔早期矫治的案例图，每位进到青苗儿童口腔的家长都会自己在图前寻找和自家孩子相似的病例，而这恰恰是诊室沟通中一个最重要的触点。

诊室里的每一个玩具都要有自己的作用，不能只是摆设或者就是摆着看看的，毕竟口腔诊室的空间不大，不宜过多，更不宜做一些无用的摆件，儿童口腔所有的物品都可以用来解决儿童治疗和沟通的实际问题，一定要对儿童口腔的销售有直接的帮助。

在诊室内，我们需要的是在最短的时间解决依从性问题，诊室内的每个物品都应该有它自己的属性。

3. 都能用

在儿童口腔门诊，除了门诊本身的一些物品，我们也可以利用很多的工具，来和小朋友互动交流一下。比如一次性手套可以做成很多种造型。不只是手套，还有小镊子。任何一个产品我们都能用来跟不同的小朋友互动。

比如牙模，一个正常的牙模和一个有龋齿的牙模，都是我们可以用来和小朋友互动和沟通的工具。

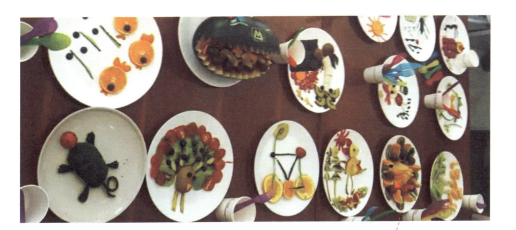

儿童口腔医生要学会利用简单的物品跟儿童互动,我们也可以设置不同的沟通场景。图为青苗儿童口腔和招商银行联合举办的会员活动。

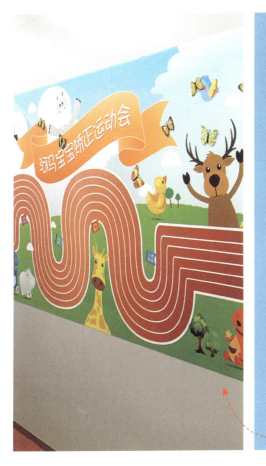

儿童口腔一定要摆脱"口腔"这两个字的限制,儿童口腔门诊不仅要承担孩子口腔治疗的基本功能,更多的时候要让小朋友在口腔门诊接受到更多的教育。图为四川省成都市河马口腔门诊的矫正竞赛墙,让每个小朋友通过竞赛的形式清楚看到自己处于排行榜的位置,激发孩子的积极参与性。

■ 匹配，别出心裁角色感

儿童口腔除了要做好口腔治疗之外，最重要的一个工作就是科普宣教，其实就是要和小朋友的家长进行沟通，让家长对孩子的口腔治疗有意识，并且能引起家长对孩子口腔问题的关注度。

1. 男孩还是女孩

在儿童口腔诊所里，口腔科普的宣教工作，其实就是改变一个孩子的口腔观念，观念的改变最直接的表现方式就是改变了不良的口腔习惯。

除了科普宣教的工作以外，其实我们还可以让孩子学习到一些不同的知识。比如通过不同主题房间的设置，让不同性别的小朋友通过简单的性别了解，这样就可以对孩子进行早期的性别教育。

在3岁以后，孩子就会发现自己和别的小朋友身体特征的不同，会对这些问题有疑问。而这个时候家长不能回避，要巧妙地引导性别意识的教育。所以我们也要从穿着、举止、不同的儿童口腔诊室等方面展现出不同的性别观念，为小朋友树立正确的性别意识。

2. 男女医生

儿童口腔门诊会有不同的医生，我们的主题房间设置以后，儿童口腔医生也可以根据自己的性别进行主题房间的选择。

儿童口腔医生也可以把自己的生活照片放在诊室内，营造一个诊室主人的特色，并通过场景塑造，可以让孩子的父母通过了解医生的生活品质，从而更会喜欢真实的你。

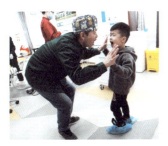

通过简单的道具，引导小朋友进行沟通，并带入动画故事的情境。图为袁林天儿童口腔医院的袁林天老师通过简单的语言和动作就可以和小朋友打成一片。

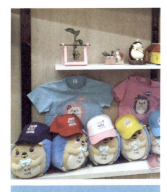

儿童口腔诊所都会摆放不同的玩具，目的就是用不同的玩具来吸引不同的小朋友。图为沈阳市米加儿童口腔门诊为小朋友提供的"米加"品牌的周边产品。

3. 你是谁，我是谁

不同的儿童会对不用的颜色，不用的动画人物情有独钟。因此，我们如果想对儿童起到良好的引导效果，就要在前期了解孩子对什么样的动画人物或者主题感兴趣。有针对性地进行主题的引导和沟通。当然，如果在主题房间不确定的情况下，可以通过不同的玩具来进行情境引导。

■ 道具，别具匠心的喜悦感

1. 喜欢的

气球在儿童口腔的场景应用中非常广泛，独特的气球造型可以让儿童有很好的场景氛围。可以通过几个简单的小朋友喜欢的玩具，给大部分的小朋友进行良好的行为引导。

2. 想要的

任何小朋友的家里不可能有多种多样的玩具，儿童口腔完全可以通过不同的玩具，吸引不同的小朋友，让不同的小朋友汇集在一起，通过一个玩具，让孩子快乐看牙。

3. 开心的

每个孩子都有自己的梦想，也有自己想要的玩具，家里实现不了的梦想，我们可以想办法帮孩子实现。比如最简单的玩具，通过不同的激励方式让孩子通过自己的看牙来得到。

111

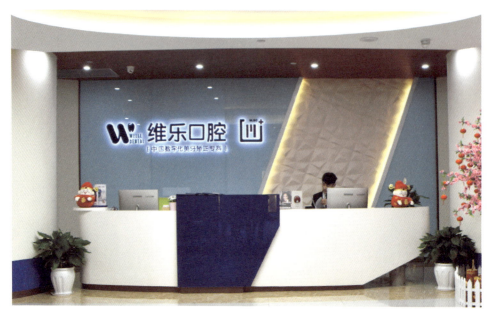

口腔门诊的专业患者是看不到的，有的时候得口腔门诊自己说，患者才会了解，信任感才会增强。专业就是标准，不是患者不懂，是患者真的弄不明白。口腔门诊的专业性让很多客户不知道如何判断专业性。

■ 专业，别有用心关爱感

1. 看得见的专业要专业

儿童口腔专业显得尤为重要，因为我们治疗的是全家的希望、家庭的焦点，因此，家长对于儿童口腔的要求比自己去门诊看牙都要格外的看重。

虽然患者不懂专业，但是会用自己的眼光来评判儿童口腔是否专业。所以，当一个口腔门诊想做儿童口腔的时候，可以把儿童口腔这个项目作为一个特色突出。虽然不是专业做儿童的，但是当口腔诊所所有的重点都在推广儿童口腔的时候，就要给家长一种专业的体现。

当然，专业还体现在外在的表现，比如专业的儿童牙椅，专业的儿童牙刷、牙膏，还有能够在外在体现专业的儿童口腔诊室贴画。这都是给患者传递一个专业的信号。

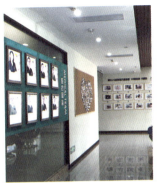

评判标准一：专业的儿童口腔门诊更专业

在笔者跟很多儿童家长的沟通过程中，发现一个很有意思的心理现象，家长之所以选择我们这个口腔门诊，家长们统一都认为，因为我们当时打出的招牌就是专业做儿童的口腔门诊，所以很多的家长都认为我们做儿童口腔是最专业的。

这个话虽然是有点拗口，但是事实却是如此，当很多家长问是否做儿童口腔的时候，统一回答，我们只做儿童口腔。这样在家长的心目中会为我们的口腔门诊打上一个专业儿童口腔的标签。

很多的医生朋友只是在自己的口腔门诊增加一个儿童口腔项目，为了区隔和别的项目差异，一定要设置专门的诊室、专门的医生、专门的设备，自我把儿童口腔的项目和成人口腔的项目区隔，以便在家长心里树立专业的儿童口腔形象。

113

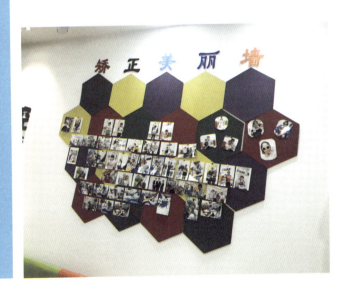

评判标准二：干净是专业的一种体现

大部分的患者都不太了解口腔，所以会从自我认知的角度去评判口腔门诊的好坏，也就是消费者认为专业。

当我们访问了很多的患者之后，大部分的患者对于医疗卫生机构的卫生都比较在意。很多的患者对一个口腔机构的第一要求就是干净卫生。患者会从干净这个角度来评判口腔门诊是否专业，因此，干净是一个专业的口腔门诊代名词。

再次要重点说明，家长对于孩子的口腔要求，比对自己都重视。会对比自己的要求更提高一个层次。所以，儿童口腔诊所是否专业，卫生就会是一个重要的评判标准。

评判标准三：细节最能体现专业

现在的患者，对于服务的品质要求都非常高。尤其是对服务行业，随着大家对服务的标准提高，孩子的家长在对于孩子相关的机构选择上，会比自己选择服务机构的标准还高，尤其是在口腔治疗这个提供医疗服务的行业。因此，孩子父母对于现在的儿童口腔门诊的服务要求会很高。

我们其实可以通过一些细节，让家长能够看到、听到、感受到我们儿童口腔对于儿童的用心和细心，从而增强家长对我们儿童口腔门诊的信任。

2. 看不见的专业更要专业

患者都不是口腔的专业人士，因此对于一些口腔门诊呈现出的专业特质，其实患者是完全不懂的。那这个时候我们需要做的就是，把我们的专业通过非专业的途径表现出来，让家长能够看到我们的专业。

因为大部分的患者都不太了解口腔，所以会从自我认知的角度去评判口腔门诊的好坏，这就是消费者的自我认知，消费者认为的专业。

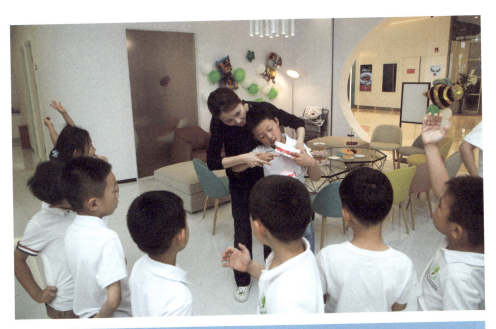

对小朋友说话的动作和语气，耐心安抚和引导，细心周到的服务是儿童口腔门诊最基本的接诊标准。用孩子父母的话说，比对自己的孩子更有耐心，才是我们服务的标准。

　　孩子的安全是所有家长为孩子首要考虑的因素，儿童游乐区的安全措施是家长关心的问题之一，儿童口腔门诊的直角是否都有防护措施，也能体现出儿童口腔的专业和细心。

　　儿童口腔专业不专业，每个孩子的家长有自己的评判标准，但是如果我们针对小朋友的一些细节都考虑到，家长就会对我们很放心。

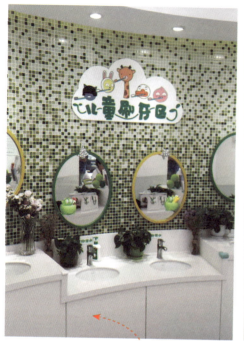

图为青苗儿童口腔门诊专为儿童打造的刷牙区，既考虑到了不同年龄阶段孩子的身高，也考虑到了孩子的使用习惯，设计的卡通风格。

专为小朋友设置的儿童口腔诊室标识，卡通的造型会非常吸引小朋友。

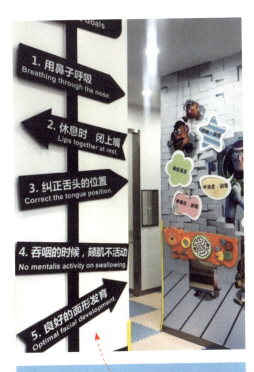

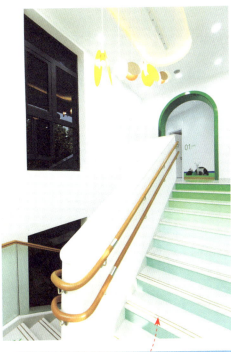

要与孩子沟通，就要充分考虑孩子的喜好，我们要用孩子的语言和喜好与孩子进行沟通。图为上海牙乐口腔门诊从儿童的视角出发，专为小朋友设置的MRC肌功能训练目标墙。

儿童口腔门诊不仅要从专业上让家长放心，对于孩子的安全和孩子特殊群体的照顾更能体现出一个儿童口腔门诊是否用心。图为青苗儿童口腔门诊上下楼梯设置的两层扶手，充分考虑到了低龄儿童的身高。

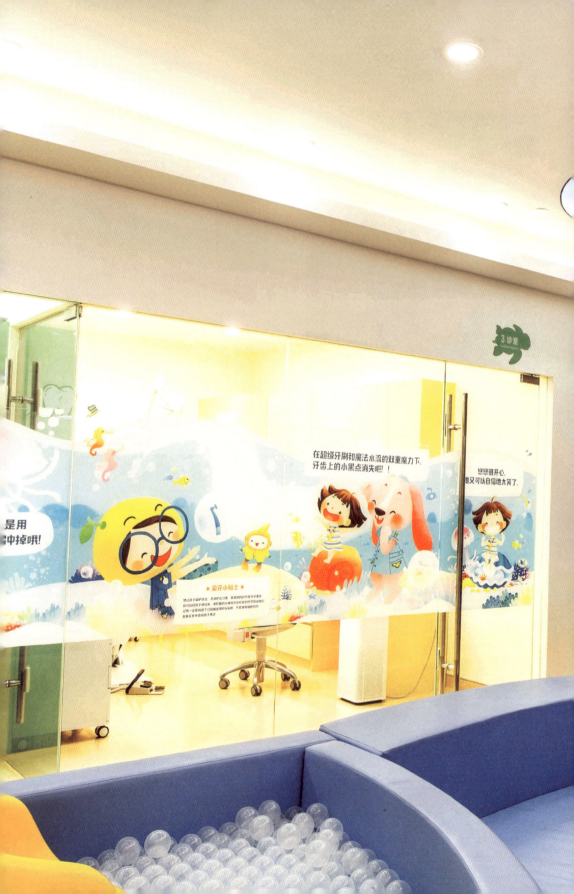

儿童诊室的"7"要素是儿童诊所"三室三墙"的一个缩影，而儿童口腔门诊的通道则是走入孩子心灵的路径，孩子可以循着我们设计好的路径逐渐融入口腔门诊的环境中。

■ "7"要素儿牙诊室成功关键

儿童口腔是不是都必须遵循"33"定律

当然不是。

笔者提出的"33"定律，只不过给做儿童口腔的朋友们提出的一个简单的沟通动线设计思路。这个沟通动线的设计，是为了让儿童口腔门诊能够利用自身的环境优势，让小朋友从一进门开始就能够快速融入口腔门诊。因此，所有的设计都是根据患者路线设计，并且利用路线的时间互动沟通。

让患者跟随诊所设计的沟通动线，能够让患者在第一时间充分了解口腔门诊，也可以让口腔门诊对患者的需求有个初步的了解。

我们整个沟通的动线设计，从一开始破冰环节到情境带入，还有最后的话术互动，都是一个标准的动线沟通体系。

企业文化墙是口腔门诊的一个独特的标志。企业文化的展现形式和方式，决定了患者对于口腔门诊的好感和体验程度。任何的一个有销售元素的场景，都是对患者的一种心理暗示。

■ 儿童口腔是不是都必须做到有"三室三墙"

如果各位口腔门诊的医生朋友，能够完全按照这个标准的动线设计沟通，会对口腔门诊的业绩起到很好的帮助效果。当然，因为各个口腔门诊的空间范围不是很大，不可能把"三室三墙"的元素都可以设计到位。各个口腔门诊可以根据自己的实际空间，只要把相关的元素添加进去就可以。

任何的标准都不是绝对的，我们讲的是最理想的标准化儿童口腔门诊。在此，建议做儿童口腔项目的各个医生朋友们，如果有条件，以上的动线设计都可以涉及。但是由于大部分的口腔门诊只是在做一间或者两间的儿童口腔诊室，可以根据自己口腔门诊的场地大小及相关人员等因素来设置。

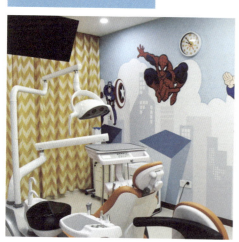

图为重庆维乐少儿口腔门诊的儿童诊室，我们其实可以通过不同的卡通形象以及动物元素来吸引不同的小朋友。

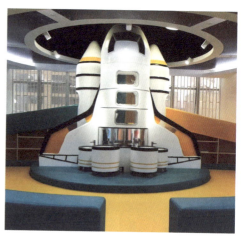

图为上海极橙儿童齿科的太空主题的门诊，从装修到设计的场景化塑造，打破了传统口腔门诊的设计思维。

儿童口腔的专业诊室都必须有 "7" 要素

在口腔门诊这个比较狭小的空间，我们其实可以根据诊室的大小、规格，来做不同的设置。这个就不限于必须要把 "7" 要素都用上，儿童口腔门诊的设计风格首先一定要简单，我们有的时候只需要一个简单的设计，一个简单的点，就可以吸引到孩子。

儿童心理学家已经给我们做出了很多的研究，让我们可以从中学习到不同时期的儿童对颜色的不同需求。

我们来看看0~5岁宝宝对颜色的认知程度：

0~4个月：

0~4个月的宝宝视物距离只有20~30cm，看到的色彩、形状大多是模糊一片，但对黑白两色却很敏感，所以看到的东西基本只有黑白两色。

4~6个月：

婴儿开始可以区别不同的颜色了，一定要注意，这里所说的区别颜色的意思是，婴儿已经可以意识到不同的颜色是不一样的。这个时候鲜艳的颜色最容易引起婴儿兴奋，据统计，婴儿最先认识的颜色是黄色，但大部分人确认为是红色。

2~3岁：

婴儿能识别的颜色大约4种，通常为红色、黄色、蓝色、黑色。通过训练，可以将颜色数量增加到红、黄、蓝、绿、白、黑6种。

3~4岁：

据统计，只有45%的宝宝能按照颜色名称正确选择色彩。

5岁：

直到5岁后可以完全认知8种主要色彩：红、黄、蓝、绿、黑、橙、紫、白。5岁是儿童颜色命名和再认能力发展的转折点，但需对各项对应名称做相关辅助学习。

颜色的辨别存在个别差异，一般说来，女孩辨别颜色的能力比男孩强。

（以上文章来自网络）

通过以上科学研究可以看出，儿童口腔门诊在色彩设计上，可以参考各年龄层的孩子色彩发育的阶段，在儿童口腔门诊的设计上给予相应的补充和结合。

122

儿牙市场热闹多年，是目前中国口腔行业最值得关注、深度研究与发展的专业领域，同时也是对整个口腔行业未来发展有决定性意义的领域。然而，同我国诸多与儿童相关的领域一样，盲目的快速发展、缺乏系统性的思考与梳理、亟须针对性的总结与指导，这些诸多问题一直是行业发展之痛。而本书对这些问题几乎都做了高质量思考与回答。既难得，又可贵！其行业、商业价值不言而喻，是所有口腔人的必备之书！

许宏

河狸公社联合创始人

《互联网+时代的人心营销》第一笔者

国家绩效改进师

美国智睿咨询（DDI）认证讲师

美国睿仕管理（Right Management）认证讲师

美国 Hogan Assessment Systems 认证讲师

几年前，觉得儿童牙科潜力很大，头脑一热就做了一家儿牙诊所。在做的过程中，发现没有想象中容易。团队对儿童牙科的理解太肤浅，诊所最后也经营不下去。看了本书以后，发现当年困扰我的一个个难题，作者竟然毫无保留地分享给大家，总结也很全面。非常了不起，让人敬佩。

崔强

金鹰口腔创始人

　　看好儿童口腔是我们口腔医务工笔者的责任，也是我们为了孩子必须做好的一件大事。儿童口腔市场潜力巨大，一人看牙，全家关心。但很多口腔医疗机构及医生一直苦于缺乏方法与思维，并未开展起来。望此书能切身帮助到大家。

杨建

华医口腔连锁集团创始人

营销端　　　运营端　　　医护端

市场：引流
咨询：转化

运营：
分析、计划、
制订、执行

医生：治疗
护士：接诊
前台：接待

图为标准的儿童口腔运营框架图。接诊这个工作应该是有助手配合医生完成患者的沟通，尤其是儿童患者，我们不仅需要提前跟父母沟通，更要学会跟孩子沟通，这样在诊室内，孩子才会有很好的依从性。

第四章
打造特色营销流程

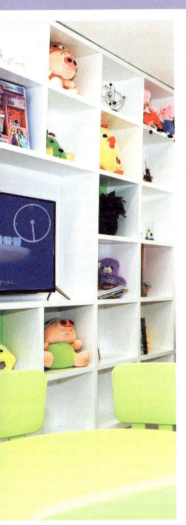

口腔门诊的患者如何接诊，是当下各个口腔门诊都最在意的工作。现在有很多机构都在传授所谓的接诊秘籍，其实要做好接诊的工作也不难。

那么儿童口腔的患者如何接诊，更是大家都在关心的一个话题。

笔者在外讲课的时候，被问得最多的一个问题就是：葛老师，您给我讲讲儿童口腔如何接诊吧！

125

其实不是葛老师不讲接诊，也不是不愿意讲接诊，而是葛老师对儿童口腔接诊这个工作，有个不同的认识，那就是，接诊根本不是儿童口腔医生应该干的活。医生不是大神，这个也会那个也会。因为很多的医生不擅长沟通，跟成人沟通已经让很多的医生头痛了，如何跟儿童打交道，我相信很多人更是无从下手。

儿童口腔和成人口腔是有很大的区别的。儿童口腔要做好接诊，必须要弄明白一件事，儿童口腔和成人口腔从本质上来讲，有很大不同。

儿童口腔整个接诊的过程中，除了要跟家长沟通主诉病症以外，其中口腔诊所面临最困难的，就是让儿童如何短期内快速放松，让小朋友融入口腔诊所所造的情境中，不会因为心理惧怕和陌生的环境而惧怕看牙。

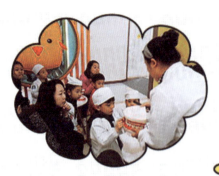

寓教于乐的体验

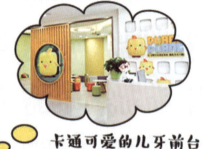

卡通可爱的儿牙前台

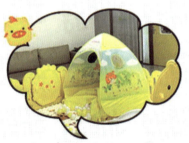

趣味游戏的环境

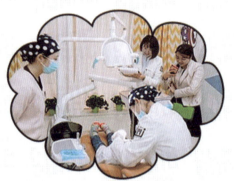

亲切的儿牙医生服务团

儿童口腔和成人口腔的最大区别，除了要做好治疗以外，儿童口腔门诊还要多注意儿童就诊时的心理建设。图为重庆维乐少儿口腔在推广儿童口腔时做的宣传资料。

所以，儿童口腔的相关工作人员，在儿童的接诊过程中，不仅要懂得如何与家长沟通，更要富有同情心、爱心、耐心，要懂得如何与孩子沟通。

■ 儿童口腔"5"段接诊法

儿童口腔与成人口腔最大的区别就是营销的本质发生了变化。根据儿童口腔患者群体的特殊性，我们首先要把小朋友根据年龄特征划分成不同的类型，对不同的年龄，有不同的口腔治疗需求，我们可以根据小朋友的不同类型来制订不同的接诊方案。

医护人员的语言和动作，结合口腔门诊设置的就诊环境，快速与儿童建立亲切、信赖的关系，可以让小朋友快速融入整个接诊过程中。这样就会有助于消除患儿的紧张心理并且会有很好的沟通效果和依从性。

儿童口腔门诊的前台，应该是门诊的眼睛和耳朵。眼观六路，要看每一个小朋友到门诊的状态，是否会有畏惧的心理；耳听八方，要听每个小朋友的说话和聊天的内容，是否会因为惧怕而不敢看牙。

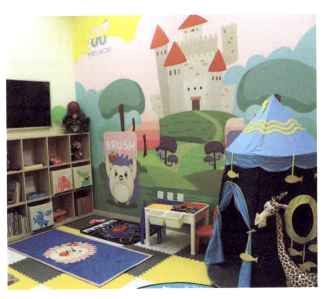

什么是儿童口腔的"5"段接诊法

儿童口腔的患者从咨询到最后的成单，需要5个步骤，其实就是把儿童口腔这个项目的整个接诊流程，分为5个环节，这5个部分，患者分别要历经前台、护士、咨询、医生，再回到咨询，涉及口腔门诊的5个职位。

如何做好儿童口腔接诊，我们只要打通这5个重要环节，让这5个环节能够顺畅运行。提高患者的体验感和满意度，提高转化率。

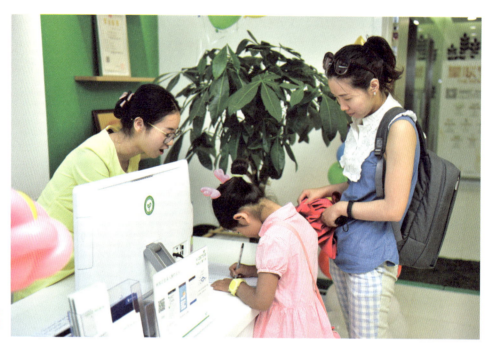

灵活机动是儿童口腔门诊前台工作的一个主要特征，随机应变更是考验儿童口腔前台的一项综合能力。

■ 前台是最大的销售

首先我们讲第一个环节，前台的工作岗位。从儿童口腔的患者咨询这一点来说，我们很多的口腔门诊都没有细致彻底地想过：前台这个岗位，到底它的工作职责是什么？

更多的口腔门诊也没有关注到，前台这个职位到底应该做些什么？应该如何做？做到什么样的标准才算是合格的？

传统的口腔门诊都是在做简单的信息登记。而儿童口腔需要做好患者需求的挖掘，而这一点最主要的原因就是儿童口腔需求的不确定性造成的。

1. 患者的信息搜集

传统的口腔门诊只是做患者信息的简单登记，其实还谈不上患者信息搜集。这里需要重点说明的是，前台除了做好该有的患者信息登记之外，还应该做好患者的信息搜集。

登记患者信息是被动的，搜集患者信息是主动的。儿童口腔的前台工作，除了登记患者的简单信息，比如，儿童名字、性别、出生年月、需要处理的问题、手机号码和住址以外，还需对患者的其他信息细心关注。

儿童口腔为什么要关注患者的信息呢？其实这里面有一个最关键的原因，就是因为我们要面对的是一个对口腔知识基本没有认知的家长，因为家长对孩子的口腔情况不了解，所以作为儿童口腔门诊的第一个职责，就是要充分了解家长为什么会来口腔门诊治疗。或者说，我们口腔门诊要了解，为什么患者会来我们家口腔门诊来看牙？

这是一个很关键的问题，做销售最重要的是，要知其然，还要知其所以然。做儿童口腔也是如此。作为一个负责任的儿童口腔，我们需要了解孩子父母带孩子来口腔门诊就诊的真正目的，才能有针对性地根据孩子口腔的真实情况，匹配相对应的医生，量身定做方案。为下一步沟通做好预案和准备。

在搜集患者信息之前，儿童口腔门诊应该对自我有个全新的认识，那就是我需要什么样的患者？儿童患者也分类别。分为学龄前和学龄两大类人群。不同的人群都有明显不同的特征。对于儿童口腔而言，最大的特征就是，学龄前的孩子不太容易沟通，依从性都不会太好。相对于学龄阶段的孩子，容易沟通，并且依从性较好。

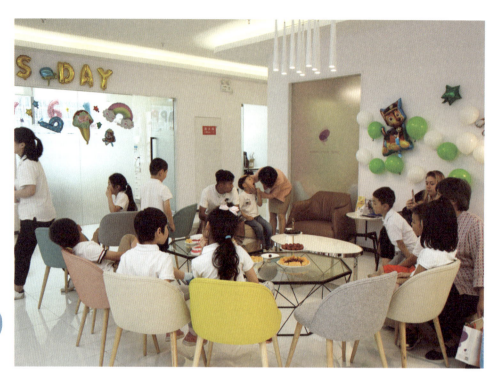

在不同的年龄阶段，不同的孩子在不同的场合，会有不同的表现，而我们的沟通就是让孩子心情愉悦、身体放松，从而能够真实地了解孩子。

细心、耐心、爱心是标准儿童口腔前台的主要标志。所以，儿童口腔门诊前台的第一职责，要反复确认孩子父母的主诉，为什么来看牙，想解决什么问题。有经验的口腔门诊，都是根据患者的诊室需求来设计有针对的沟通话术。而有经验的儿童口腔，在孩子第一次到口腔门诊的时候，都会关注孩子的表情和动作。

一般的口腔门诊是没有咨询师这个岗位的，都是由前台来做门诊的电话接听、回答患者的问题咨询工作。那么，作为儿童口腔的前台，在电话中，应该如何搜集患者的信息呢？

2. 通过电话来判别儿童是否有很好的依从性

首先，应当根据患者的电话需求来有针对性地进行沟通。

例如，当患者来电话咨询孩子牙齿问题时，我们先要解决家长的主要诉求，根据家长的诉求我们先来与家长聊一聊。但是，需要明白的是，家长表达的诉求不一定是真正的需求，因为大部分的患者都是不懂儿童口腔知识的，所以家长表达的不一定准确。根据2年多的经验，我们把家长咨询的问题做了个简单的分类，并做了详细的话术引导。

其次，应该再多搜集一些与患者相关的信息。

要询问患者，是否以前带孩子看过牙齿？

问这个问题的目的是在探寻患者的深度需求，我们需要了解孩子家长对口腔问题的重视程度，这个取决于在接下来的接诊过程中是否需要加大口腔知识的科普宣教，提高家长的口腔意识。也就是要探寻患者内心最真实的口腔意识问题。

我们可以借此机会了解孩子是否有良好的依从性，如果以前看过医生，年龄在6岁以上，可以再借这个机会询问是否有良好的依从性。就是要探寻孩子口腔的真实情况，可以借此了解孩子的口腔问题是否严重，因为以前如果去过口腔门诊，就说明孩子的口腔问题没有一次解决完毕，有可能没有良好的依从性。

除了人群分类以外，我们还要对儿童口腔的小患者做一个清晰的画像。什么样表现的孩子可能依从性不好？如果依从性不好，我们如何做？如何根据家长的反馈、孩子的现场表现，做出多种预案？儿童口腔的治疗工作，更多的时候需要在诊室外下功夫。在第一次接触孩子的时候，就应该有清晰的思路和方案。

孩子之所以会有牙科恐惧症，就是因为孩子在来看牙之前，对儿童口腔门诊不了解，对看牙的真实情况也是一无所知。如果孩子从来没有看过牙齿而非常惧怕看牙，那有可能是家长在家庭教育中，会用看牙这个事情吓唬孩子，或者接触的一些信息，都是对看牙不利的信息。

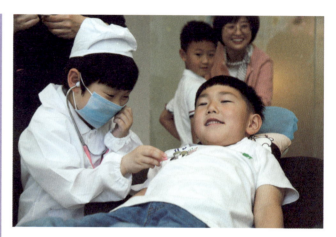

然后还要询问患者，孩子是否惧怕看牙？

直接问这个问题，就是要直截了当地了解儿童对于看牙的最真实状态。如果儿童真的不惧怕看牙，那就没有问题。但是如果真的惧怕看牙，依从性不好，那我们就需要了解儿童为什么会惧怕看牙，找到惧怕看牙的真实内在问题。

这个问题看似询问儿童的口腔问题，其实也有一层更深层次的缘由，是询问家长对儿童口腔的重视程度。如果足够重视，已经去口腔门诊治疗过几次，那就应该有一些良好的依从性。但是也得考虑到另外一个方面，那就是因为前面看过牙，因为在传统的口腔门诊，没有很好的服务和沟通互动，对孩子的心理和身体都造成了很大的伤害，从而养成了牙科恐惧症。

这个问题主要是探寻家长对孩子的口腔意识是否足够重视。如果儿童牙齿有问题，家长能够及时去口腔诊所治疗，那说明家长有很好的口腔意识。反之则不然。

通过一个简单的年龄分类，就可以知道孩子是否惧怕看牙。比如学龄前和小学生这两大年龄的分类。孩子年龄越大，接触社会的信息就会越多，心理建设就越完全，胆子也就不会那么小了。

询问孩子是否惧怕看牙，要有三个方面的含义：

首先，这是在询问家长对孩子的口腔问题是否了解。

如果家长能够简明扼要地把儿童口腔的问题说得很清楚，那就说明家长对口腔知识了解得相对比较多，这说明家长是有口腔意识的。那么接下来沟通就会比较顺利。

如果沟通下来，家长用语含糊不清，对于儿童的口腔症状描述不清楚，这就说明家长对于口腔的意识不足，在接下来的沟通中就需要多注意。因为这样的家长需要进行更多的口腔知识科普。

在儿童口腔门诊，我们不能只和家长沟通，更多的时候，我们需要和孩子进行多方位的互动，通过一次又一次地沟通，才能真正了解孩子的内心。

再次探寻孩子的口腔其他问题。

这个环节其实很多的门店在患者到店之前没有进行沟通，现在口腔很多的大问题都是原来口腔的小问题所导致的。万事都有源头，我们只有知道孩子所有的口腔问题，才能更有针对性地与患者进行沟通。

孩子未到店以前，儿童口腔门诊就应该明白的一件事情，是否会有很好的依从性。

最后就是耐心观察患者的需求。

家长一般在咨询完问题以后，前台都会引领家长就座，一般的候诊区都不会离前台的地方太远。患者第一次到诊所，有很多的环境还不熟悉，我们是否有想过带患者了解下诊所的一些情况。在这个过程中其实是可以发现患者的需求。并且可以通过这个方式让患者很快地安定下来，不是很着急，这个非常关键。

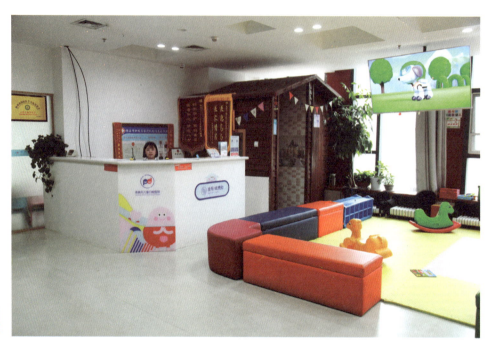

候诊区设计在前台的旁边就是为了方便为患者提供更多的服务，照顾家长、关注口腔门诊孩子的情绪，应该是儿童口腔门诊前台工作人员的主要工作内容。

在候诊区，我们最应该观察的其实是孩子，尤其是第一次到口腔门诊的低龄孩子。我们需要密切观察孩子的情况。对于陌生环境的恐惧感、对于陌生人的紧张感都可以通过孩子的表情、动作表现出来，尤其是低龄的孩子，会通过哭来表示，哭声越大代表越恐惧。

家长和孩子都在候诊的时候，我们需要观察家长和孩子的共同反应，是否有新的治疗需求，是否适应这个环境，是否心情不安，是否焦急地等待，这些都是我们要观察并记录的工作。观察的患者反馈越详细，对我们的后续工作就会越有帮助。

■ 咨询就是挖掘引导需求

1. 患者需求的挖掘

这一点就需要看我们前台这个岗位的同事是否有足够的细心和耐心。当电话里的需求和门诊现场的需求信息汇总以后，我们需要第一时间汇总，并且总结出一个简单的患者需求。

在儿童口腔患者第一时间询问口腔病症的同时，我们的相关人员就要针对患者提出的需求再进行深入的挖掘和引导。

比如，患者咨询儿童龋齿的问题，那我们就需要询问日常的生活习惯，是否爱吃甜食、牙刷的干净不干净等一系列问题。

因为这一些问题的背后就是一个患者新的需求点的开发。经常爱吃甜食，又不爱刷牙，那就说明患者容易溺爱孩子，整体家庭人员的口腔意识都不够，对孩子的口腔问题监督管理不到位，在后期开发可能需要多注意患者的意识开发和引导，前期可能要多做一些口腔的科普教育工作。

这些都是针对患者的主要诉求再开发引导出来的。而这些都是为接下来患者的需求开发做准备的详

口腔咨询需求
+
现场诊室需求
+
现场挖掘的需求
=
患者的真实需求

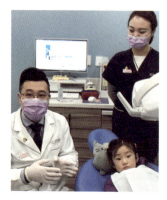

细信息，因此一定要详细记录。

2. 患者的需求开发

患者的信息整理完毕以后，这个信息要传递到下一个环节的负责人手中。一般的口腔门诊会有后台系统，这些信息都要详细地录入。但是有些人为的信息还需要口头传递，并且叮嘱。因此，在患者信息的传递环节，要利用口腔门诊自身的环境优势和接诊流程来传递信息。

如果当时患者在就诊，前台接待完毕，等护士或者咨询师出来接诊的时候，就可以把自己了解到的信息自我汇总一下，然后再口头强调一下。

例如，在交接的时候可以这么说："这个小朋友的家长曾经来电话了解咨询孩子龋齿的问题，今天我已经把龋齿的问题给家长讲明白了，家长想帮孩子补牙，价格我已经告诉家长了，孩子的龋齿问题挺严重，有4颗龋齿需要补。因为，孩子平时喜欢吃甜食，刷牙习惯也不好，请您带孩子让咱们的医生给好好检查一下。"

这短短的一段话，透露出很多有用的信息：

第一，家长主动来咨询，说明已经有口腔意识了。

第二，主动咨询的家长都奔着解决问题来的，因此需求会很急迫。

第三，价格已经给家长说过了，说明家长对价格已经认可了。

交接人说孩子龋齿挺严重，这说明孩子家长平时不太注意孩子的口腔卫生，而问题严重了才开始关注，说明口腔意识刚有，不太强烈。

孩子平时喜欢吃甜的，生活习惯不好。

确认过眼神，我知道你要说什么。流程衔接是每个口腔门诊的必要基本功。

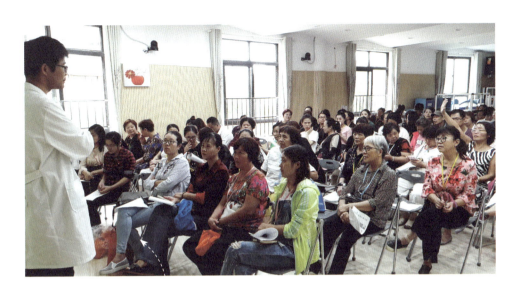

儿童口腔门诊接诊流程，需要我们把儿童所有的信息登记全面并分析。根据不同的孩子要制订不同的接诊和治疗方案。所谓的流程就是根据不同的患者，提前设置好不同的预案。图为青苗儿童口腔的医生在做活动中向家长讲解口腔治疗的相关知识。

孩子刷牙习惯不好，说明整个家庭缺失口腔防护意识。

综上所述，可以通过患者的信息汇总，完全明白交接人要传递给我们的信息。因此，在儿童口腔门诊的接诊环节，整个交接过程完全体现了儿童口腔门诊对于流程把控的管理，也凸显出很多人性化的地方。

有很多的口腔门诊，因为常年主要做成人口腔项目，所以没有很好地做好接诊的流程管控，在儿童接诊方面就会出现很多的问题。

例如，一个家长带孩子来儿童口腔门诊咨询，这个时候前台都要简单看下孩子的牙齿问题，并且简单向孩子家长说明如何治疗，这个时候再来一个店内咨询，在不知道情况下，又把同样的问题问了一遍，并且把治疗方案又说了一遍，然后带到治疗区，因为没有交接，同样的问题又会被问一遍，治疗方案又要说一次。

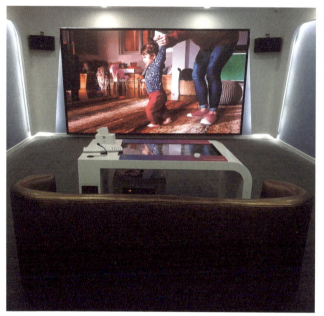

　　回想患者的整个口腔就诊过程，孩子最少要张3次嘴，同样的问题要问3次，患者得回答3次，治疗方案又要跟患者说3次。先不说3个不同职位的人是否能把问题的标准答案都说得统一，单说孩子张了3次嘴，这个患者体验就不会太好。

　　因此，笔者经常强调，有的时候我们自以为我们自己服务和治疗都做得没问题，可是患者为什么还是体验不好？评价不高？

　　其实，我们如果想让患者少一次麻烦，我们的服务就会提升一个阶段。所以，口腔的医生朋友们，想要做好儿童口腔的项目，就要先做好儿童口腔的服务，那就让我们先从让孩子少张一次嘴开始吧！

流程永远都是做减法，儿童口腔最好的服务标准，应该是，让孩子少张一次嘴，父母少说一句话。服务的目标就是要永远超过患者的预期，超越预期是服务的最高标准。图为云南省昆明市竹子口腔专门为VIP客户打造的咨询室，通过大屏幕场景化的塑造，让客户清晰并清楚地通过视频看到解决方案。

3. 患者的信息分析

前面已经进行了患者信息的分析，但是前面讲的是单个信息分析，我们这个章节主要讲的是患者信息的汇总分析。为什么要这么去做，笔者在多个患者交流过程中发现，其实患者一开始不会把最真实的需求告诉口腔门诊的。

所以，我们应该把患者表现出的需求点进行汇总分析，也就是把不同的信息汇总在一起，然后根据信息的关联性进行互相印证。然后根据患者的情况再做出详细的判断，由此判断，患者的需求是否是真实的意思表达。

我们要自己把患者的信息做关联，比如儿童的龋齿病症就和整个家庭的生活习惯有关。

患者信息的交叉性。比如后天的反䶗有可能就是生活习惯不注意，孩子喜欢躺着喝奶，而没有口腔知识的家长是不知道这个习惯给孩子会带来什么样的危害。其实这些信息都有交叉性的。

■ 护士就是穿针引线和补位

现在很多口腔门诊都在用护士来接诊，由护士领患者进诊室。那么，儿童口腔门诊护士的职责除了配合医生做治疗工作之外，其实还有一个主要的工作职责，就是帮医生在前期和小朋友进行互动，打破小朋友惧怕看牙的局面，为以后孩子能配合治疗打下更好的基础。

1. 儿童口腔护士的首要工作，跟孩子更多的互动与沟通

寻找契机与孩子"关系破冰"，在和孩子见面之

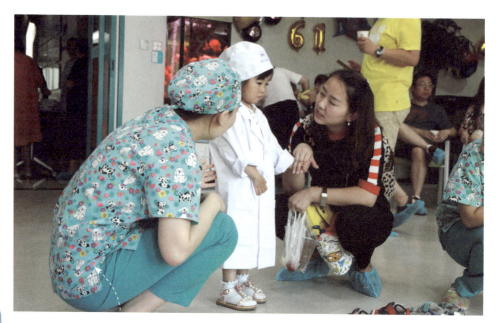

儿童口腔护士与小朋友沟通之前一定要多互动，后台信息的注意事项就是要提醒各个环节的工作人员多多关注的地方。图为儿童口腔的工作人员与家长一起在和参加小牙医活动的小朋友沟通交流。蹲下来沟通是儿童口腔门诊所有工作人员的沟通基本准则。

前，很多的口腔门诊都有患者的基本资料，我们可以提前看一下前台和咨询录入的信息，尤其是注意事项这一块。

当儿童口腔的护士第一次和孩子接触的时候，要很快与小朋友熟悉并互动。

而打招呼，是我们能够快速和小朋友交流互动的最快方式。

比如，"李XX小朋友，你好！"或者："XX小宝贝，你好！"增加"小宝贝"三个字，家长听起来舒服，孩子听起来亲切。又或者，我们已经对小朋友很熟悉了，我们可以叫孩子的小名。

我们通过热情洋溢的语言和语气与小朋友打招呼，这种热情的气氛和氛围会感染并影响到孩子，因此，我建议，儿童口腔门诊的前台和护士，都要学会如何与小朋友打招呼。这样小朋友对于出现的

儿童口腔护士不仅承担医生的医疗助手的工作，更多的工作应该体现在为医生解决孩子依从性的工作上。在诊室内，孩子是否能够完全配合治疗，我们需要多才多艺的护士帮助医生与孩子沟通，所以，好的儿童口腔护士，都是十八般武艺样样精通。

陌生人不会显得太尴尬，也不会惧怕，就可以通过沟通来互动，便于我们和小朋友快速沟通。

2. 儿童口腔护士的工作，跟家长要多做科普和宣教

现在大部分的父母都会非常地忙碌，我们先不要讲家长对孩子的口腔问题是否关注，其实很多的父母对自己的孩子都不是很了解，连基本的陪伴都没有。所以想做好儿童口腔的科普宣教，我们要培养家长对孩子科学的陪伴意识。让家长在我们打造的场景里，多与孩子沟通，多和孩子互动，多和孩子交流，多倾听一下孩子内心的真实想法，多倾听一下孩子想对父母说什么。多关注一些孩子看牙的焦虑点，当然了，这一切，我们都要多多站在孩子的角度看问题。

护士想要和孩子多沟通，并且多频次地互动，我们就需要在和孩子沟通中，掌握一些最基本的技巧。

141

· 信任蹲：与孩子平视的交流。
· 爱心抱：和孩子拉近从身体到心里的距离。
· 心意贴：用最真实的回馈奖励孩子。

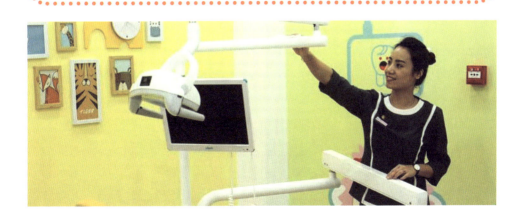

我们不仅要为新来的小朋友介绍口腔门诊的环境，也要时刻关注孩子的状态，还要关注就诊过程中家长需求的变化。及时观察了解到孩子的看牙恐惧，通过互动沟通、做游戏等方式让孩子放松。

3. 儿童口腔护士的重要工作，要关注团队的协作和帮助

（1）时刻关注孩子的情绪

当孩子到口腔门诊的时候，尤其是第一次就诊的孩子，口腔门诊应该派工作人员对孩子进行观察。观察的主要目的就是要随时了解孩子的心情和情绪变化。当碰到孩子真的有心理压力和心理恐惧的时候我们要及时梳理。

（2）适当的时候多做引导

当小朋友第一次来到口腔门诊的时候，多少都会有一些拘束，我们需要在适当的时候与小朋友进行互动。互动的过程中，我们可以就儿童口腔的问题进行一些话题的引导。

（3）适当的治疗后多鼓励

每个孩子都期望能够被夸奖，被夸奖意味着被认同。所以，当孩子在口腔门诊做出一系列的动作和反应的时候，我们应该适当地鼓励和赞美。让孩子能有更多的信心独自完成看牙的体验。

适当的赞美会让孩子的心情愉悦，并且会因为赞美和鼓励更有信心。

比如：

你看看自己的牙齿和哪颗牙齿的模型比较像呢？

你看我们这边的小朋友玩得非常开心啊！

我们一起来做个游戏吧？

你喜欢动画片吗？你能给我讲讲这个故事吗？

儿童口腔门诊在接诊过程中，要多寻找一些孩子的兴趣点。

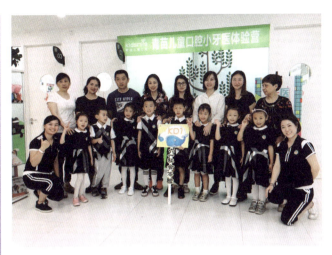

孩子与儿童口腔的第一面非常的关键和重要。很多的时候，除了人为的因素，更多的时候引起孩子不适的，都是口腔门诊的大环境。因此，塑造一个孩子喜欢的场所，是每个儿童口腔门诊要做的必修课。笔者在"触点"思维的课程里提到过，我们只需要有一点吸引到孩子，就够了。而这个点，是儿童口腔门诊的很多点中的其中的一个点。

4. 医生角色千奇百怪大变形

（1）孩子与医生的第一面很重要

很多的医生朋友都穿着白大褂，这个颜色在孩子印象里会有很强的不良印象。因此，建议儿童口腔的医生可以选择一些别的颜色并富有卡通气息的工作服装。

（2）孩子与医生的互动非常重要

①医生要主动和孩子打招呼。

②介绍自己要有特色。比如：你好！牙齿王国欢迎你！

③护士引导小朋友自己介绍自己。要多说话才能消除紧张感。

④可以通过玩具与小朋友互动。

⑤可以自我设置一些小游戏。比如：先给小朋友看就诊后会得到什么样的小礼物。

儿童口腔医生第一次跟孩子见面，即便再忙，建议要把口罩摘掉，让孩子看到我们真实的面貌，这样才具有真实的生活化场景。

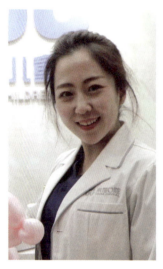

144

儿童口腔就是要用孩子的语言和场景与孩子沟通。米加儿童口腔秉承打造大自然里的儿童口腔，所有医生的名字全部都动物化，除了袋鼠医生，还有鲨鱼医生、河马医生。图为米加儿童口腔的小象医生。

（3）怎么称呼很重要

所有的工作人员都可以用一些动物或者动漫人物来命名，比如，在米加儿童口腔，儿童口腔门诊的工作人员都会给新来的小朋友介绍："这位就是给你看牙的袋鼠医生。"

袋鼠医生？袋鼠也能当医生吗？为什么会叫袋鼠？我相信很多小朋友第一次听到这个医生称谓的时候都会非常地好奇，这个时候我们就可以借这个机会，与小朋友互动交流，为什么我们这位医生会叫袋鼠呢？

（4）介绍治疗用的工具

在诊室内，年纪比较小的小朋友会对一些治疗工具惧怕，所以在开始治疗前，可以通过小牙医等活动让小朋友熟悉这些工具。另外，我们可以把工具做一些形象的比喻。

拔牙：不是拔牙，我们可以说是捉虫子。

涂氟：不是涂氟，我们可以说是吐泡泡。

补牙：不是补牙，我们可以说是补房子。

检查：不是检查，我们可以说看看小房子是不是漏雨。

（5）语言鼓励非常重要

当看牙过程中，小朋友因为毅力耐力坚持不住的时候，我们需要不断地鼓励小朋友，通过心理暗示，不断给小朋友增强信心。

在整个的就诊过程中，如果孩子的表现不错，我们就要不断地表扬孩子，当然也要适可而止，要看孩子的表现程度和行为适当地表扬。

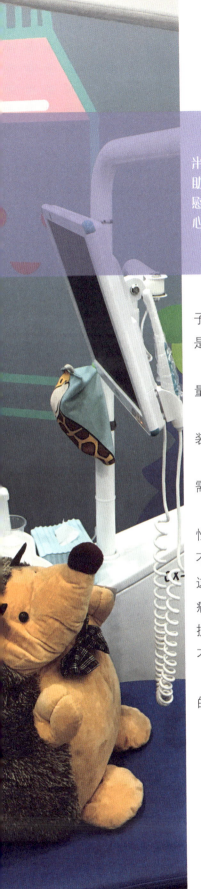

米加儿童口腔充分考虑到孩子躺在牙椅上的孤独和无助的感受，在孩子躺在牙椅上看牙的时候，增加了安慰抱枕环节，让孩子手上抱一个刺猬抱枕，从身体到心里上会得到安慰，身体放松，不会惧怕看牙。

角色：在儿童的世界里，我们可以随时变身为孩子喜欢的角色。因此，每个儿童口腔的工作人员应该是孙悟空，可以七十二变。

语言：尽可能用孩子的语言与孩子沟通。语气尽量轻柔，简洁明了。

着装：尽可能贴近儿童，当然也要干净整洁，服装款式尽可能不单调。

动作：儿童口腔的医护人员动作都得轻柔，我们需要小朋友一点一点适应并配合。

很多的时候，我们为了让孩子能有更好的依从性。总会说一些反面的语言，比如，我们为了让孩子不要惧怕，我们就会说："不怕，不怕。"其实我们这样说就是在提醒他惧怕。我们说不痛就是提示他痛。有很多的时候，不是小朋惧怕，是被我们错误的提示，导致的心里紧张而惧怕。所以，切记：不要说不痛等提示性话语！

不说提示性语言，是儿童口腔门诊所有工作人员的基本准则！

（6）售后工作就是定期不定型

很多的口腔门诊都没有做售后，而且就算是做也只是在做一些简单的术后问询和医嘱，不能称之为管理。儿童口腔因为要长期改变一个人的口腔习惯，需要口腔门诊通过不同的沟通方式和患者进行儿童口腔的问题管理。因此，我们需要从儿童牙齿的生长发展角度和家长进行不同方式的沟通。

售后的工作就是需要把儿童口腔的问题罗列出来，根据上次的口腔检查和沟通，制订有针对性的跟进方案，通过微信、电话等不同的沟通方式，与家长在儿童口腔问题的认识上达成一致。

口腔门诊要针对不同的孩子类别、不同家长的类型，把患者进行分类，然后有针对性地回访和跟进。

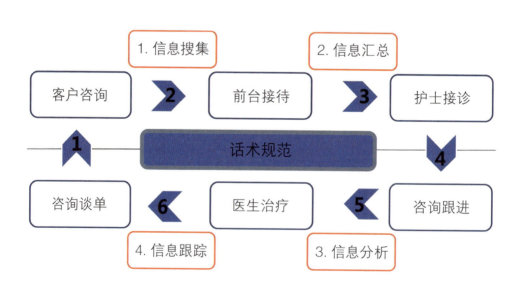

儿童口腔接诊的6个"一"

问一问：看到小朋友我们要主动打招呼："XX 同学，你今天穿的衣服真好看！"等肯定性语言。通过主动询问，可以打开话题。

聊一聊：我们要通过聊天的方式和小朋友互动。"XX 同学，你今天是怎么过来的啊？"问一些轻松愉快的家常话题，先通过聊天和小朋友拉近距离。

看一看：进入一个陌生的环境，我们要让小朋友心情放松。"XX 同学，你看，那有一个小猪佩奇！"通过一些简单的动漫人物可以吸引小朋友注意力，也可以借机会了解不同的小朋友的喜好。

摸一摸：要让小朋友多接触口腔相关的产品。"XX 同学，你看，这个牙齿怎么了？"通过简单的牙模可以借机会给小朋友普及一些口腔知识。

抱一抱：低龄的小朋友我们需要通过身体接触来互动。"XX 同学，你看这个猴子好高啊，来，我抱你看看。"通过简单的肢体接触，与小朋友可以增加信任。

玩一玩：孩子的天性还是玩，我们可以通过简单的游戏互动，让孩子放松。"XX 同学，我们一起做个游戏吧！"。游戏能让孩子忘却陌生环境的恐惧感。

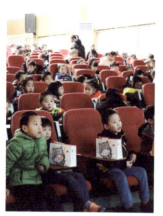

口腔门诊都期望初诊患者能够一次搞定，殊不知，很多初诊患者之所以搞不定的原因，就是因为我们对患者的信息了解得太少了。所有的市场活动都是最好的销售前置，我们需要把儿童口腔的市场活动这个"触点"销售前置的作用利用好。

■ 销售前置是儿牙接诊的关键

上一个章节已经把儿童口腔接诊做了一个详细的阐述，其实提高转化率还有一个至关重要的方面，那就是我们是否把销售的过程做了详细的拆解。让患者在来口腔门诊之前就已经非常清楚和明白要来口腔门诊做什么。这个是儿童口腔接诊"5"段法成功的关键。

儿童口腔为什么要做销售前置

口腔门诊最关键的一个问题，除了流量就是转化率。通常口腔门诊碰到一个有意向的患者，大部分的想法都是，先让患者到店里来再说。虽说这个想法没错，但其实就是这个想法导致的患者转化率不高。

大部分口腔门诊的咨询师在和患者沟通的过程中，是没有提前了解患者真实的想法的，只是知道患者想做矫正，至于为什么要做矫正，做矫正的最真实的想法是什么？想做哪个类型的矫正，心里对价格的预期是多少都不清楚。

我们在什么都不知道的情况下，把患者约到店里来了。其实在这个时候，我们对患者做销售，基本不可能成功。当然了，这个得把顶尖的销售高手排除在外。

口腔门诊面临的问题，不是患者不来，而是患者为什么来店里？到店里要解决什么样的问题？我们要思考很多在门诊能解决的问题，通过患者到店之前的沟通，都要灌输给患者或者给患者一些提醒。方便我们在做销售的时候做一个铺垫。

口腔门诊需要在患者到店之前把患者的信息详细了解清楚，只有这样才能提高销售成功的概率。影响

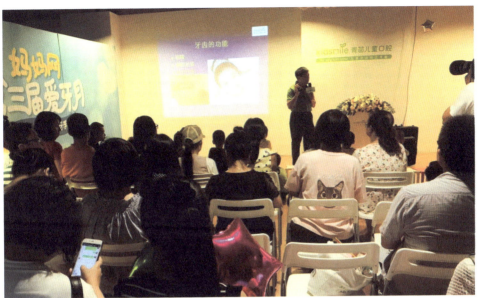

口腔门诊转化率最大的问题就是，来了再说。而当患者进入口腔门诊以后，当我们如实把患者的口腔问题向患者展示的时候，患者不会认为你在真心为他考虑，反而容易产生误会。

> 口腔门诊销售转化率不高，面临的最大问题就是患者对口腔知识的匮乏和不理解。不能让患者带着疑问进诊室，必须让患者清楚地知道自己在做什么。

■ 销售前置是儿童口腔最佳的营销方法

1. 什么是销售前置

从生产企业来讲，销售前置就是弄清楚患者的需求，然后根据患者的需求进行生产。

从口腔行业来讲，销售前置就是弄清楚患者的需求，然后根据患者的需求进行口腔知识的科普宣教，为接下来的口腔治疗做准备。

做好儿童口腔项目的前提条件，就是要对整个家庭进行口腔知识的科普宣教。而口腔的科普宣教是儿

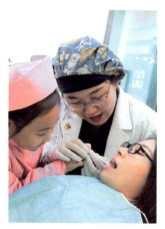

童口腔门诊最重要的销售环节。

销售前置就是把口腔门诊的销售过程进行拆解，整个过程中我们要做第一个销售动作，就是要在患者进门之前，已经对患儿父母进行过口腔科普的宣教工作。

患者在进门店的时候，其父母若是对口腔知识有所了解，在口腔门诊沟通的过程中，就对患者的口腔问题完全了解。那么我们在接下来沟通的时候其实就非常容易了。

2. 销售前置能解决什么问题？

（1）沟通成本

口腔行业最稀缺的人才就是医生，儿童口腔更是。如果口腔门诊的儿牙医生每天工作8个小时，有4个小时在接诊沟通，这个得造成多大的资源浪费。所以，我一直强调的就是，分工协作。让擅长沟通的人去做沟通，让做医疗的人做医疗。医疗应该回归医疗的本质，那就是做治疗。当然不是不让沟通，而是不要去做一些可以替代性的工作。只有这样，才能让口腔医生每天工作时间不会被沟通的时间成本浪费。

如果每个门诊都配备一个口腔咨询师，让咨询师替口腔医生管理好患者，并安排合理的工作时间。其实可以节省很多的医生时间。

（2）人力成本

除了上述的医生人力成本节省以外，其实销售前置还可以为口腔门诊节省很多的其他岗位成本，比如，前台和咨询。如果我们没有对患者做过口腔科普宣教，等患者进门以后，一般都会问前台一些问题，这个时候，不管是前台还是咨询，因为周末的患者很多，不管哪个患者的问题，都不可能有时间进行有效的一对一的解答。

据不完全统计，平均一个医生要有1/4以上的时间在和患者沟通，很多的医生还不善于沟通，而口腔行业的传统都是由医生来跟患者沟通，把医生应该用在治疗上的时间都用于沟通了。

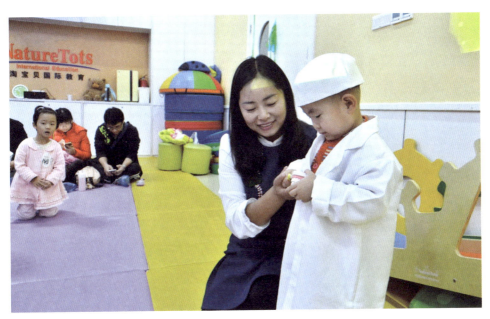

销售前置，是儿童口腔门诊节省人力成本的一个最好方式。儿童口腔不应该把问题放在诊室内，应该把问题解决在诊室之外。在很多的市场活动中，会涉及口腔科普的销售工作。

周末的口腔门诊，尤其是儿童口腔门诊，患者数量是平时的3倍以上，这个时候每个人的工作都会非常饱和，而也是这个时候，我们忽略了患者的体验度和满意度。

那么在这个时候，我们跟患者的接触的这个触点，就不会对患者产生较大的作用，对以后的销售环节就起不到帮助作用。

（3）时间成本

其实不管是沟通成本，还是人力成本，到最后都是时间成本。我们只有做到了销售前置，才可以让家长带孩子进口腔门诊的时候，对口腔知识已经有了初步的了解，不会觉得口腔门诊讲什么都是为了销售。所以，销售前置的一个主要任务，就是要通过对儿童口腔问题的沟通，获得家长的信任，这个非常关键。

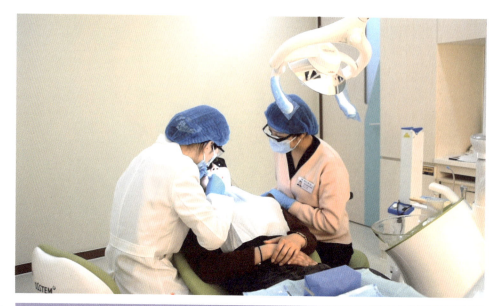

口腔咨询师的角色应该是口腔医生的经纪人，搭起一座患者和医生沟通的桥梁，并且负责口腔医生合理的时间安排，保障门诊的最大效益。

销售的第一要务就是要取得患者的信任，口腔行业也是如此。

而一旦获得了父母的信任感，这个对于以后的销售时间会大大缩短，因此销售前置有个最重要的成本就是时间成本。

按照以前的管理，需要患者3次到店才能解决的问题，我们可能1次就能解决，所以才会出现为什么用儿牙接诊"5"段法能够起到客单价在25000元左右的早期矫治项目，能达到75%以上的成交率！

■ 儿童口腔的营销如何前置?

1. 儿童口腔问题简单，可以提前了解

很多家长之所以带孩子来口腔门诊，除了孩子的口腔问题比较严重之外，还有另外一种可能，就是有足够的口腔意识。但其实，第二种患者是大多数。也就是很多孩子的父母的口腔保健知识严重缺乏。

口腔门诊转化率不高就是因为不了解患者。只有充分了解到患者的真实需求，才能做到一击即中。

2. 患儿父母对口腔知识欠缺，提前了解就可以提前科普

口腔门诊正好可以利用患儿父母对口腔知识欠缺，借这个机会多和患儿父母对孩子口腔问题进行沟通。因此，拥有一个好的电话咨询，是每个口腔门诊应该必备的条件。

在和患儿父母接触的过程中，要不断地探寻患儿父母需求，我们会在不同的场景下了解到患儿父母的不同信息，我们需要把不同的信息搜集整理，拼凑成一个完整的信息链条。

3. 儿童口腔门诊要帮助患儿父母做好儿童的心理疏导工作

与患者沟通的时候，要提前设置不同的沟通路径，要提前设想患儿父母可能会问到以及设想到的一些问题，我们要做的就是提前把相关销售的话术设计好，让患儿父母感受一次完美的问答体验。

孙子曰："谋定而后动，知止而有得。"意思就是，我们只有谋划准确周到以后，再行动，知道目的地才能有收获。做儿童口腔，我们必须在孩子到儿童口腔门诊之前，可能发生的不好的因素都要规避，让孩子能够有一个很好的就诊体验，只有这样，我们才能够达到孩子依从性好，配合治疗的目的。

153

儿童口腔护理是父母的盲区，孩子的口腔问题就是父母口腔意识的欠缺，做好儿童口腔，最大的工作就是患儿父母的口腔意识的提高。

4. 儿童口腔要把患者的需求挖掘并记录跟踪

在和患儿父母销售的过程中，我们要把一切对销售有阻碍的问题都要解决掉，我们要设想不同的销售场景，并且在沟通的时候要设想出多种与患儿父母成交的方式。

5. 不忘初心，始终如一

我们要充分了解患儿，在做口腔门诊营销的时候，我们要始终如一，从患儿的角度出发，真正地从患儿的角度来解决问题，只有完全站在患儿的角度思考问题，才能带给患儿最真实的感受。

口腔门诊的营销是一个长期的工作，对于一个人的口腔意识从认识到认知，和信任到成交需要一个漫长的过程。而此期间，最不应该主动放弃的一定是口腔门诊自己。我们要始终坚信，为患儿提供一个全面周到的服务，提供一个良好的消费体验，能让患儿及其父母对我们长期信任。

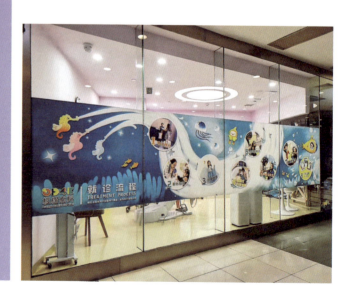

■ 如何与孩子互动并沟通

儿童口腔门诊应该教会父母如何与孩子互动

相信很多人都知道，亲子之间的互动是非常重要的。父母是孩子的第一任老师，孩子很多的习惯都是从父母那里学来的，也会使以后的生活习惯受到影响。门诊及家庭里，让口腔门诊与父母和孩子一起互动并深入沟通。

与孩子的互动越多，我们之间就会越熟悉，亲密度也会增加，同时在与外界互动的过程中，孩子也在不断学习交往的各种能力，非常有利于孩子的成长。

很多的口腔习惯之所以没有改变，就是因为家庭所有成员对于口腔问题的不重视。为此，我们可以预留一些儿童口腔作业，每次就诊的时候，儿童口腔的医生都要询问孩子及家长上次的作业完成情况。

1. 让我们一起多花一点时间陪孩子

每天父母在外工作，非常辛苦，下班回到家，还有很多事情要做，会感到非常疲惫。

孩子看到最亲近的人，肯定会期望你能跟他一起互动。就算是再忙再累，哪怕只是抱一下孩子，跟孩子简单地沟通几句，很简单地和孩子待在一起，就可以给孩子带来心灵上的温暖，不会让孩子觉得自己被忽略了。

那么儿童口腔应该怎么做呢？其实作为儿童口腔，口腔科普宣教是一个很重要的工作，我们需要注意的是，口腔科普宣教不只是仅限于口腔门诊或者活动现场，在家里，才是给需要重点关注的口腔患者宣教的基地。

俗话说：三岁看大，七岁看老。很多的孩子在很小的时候，就会有一些性格特征的体现，我们可以根据不同性格的儿童，有针对性地沟通。这样可以起到事半功倍的效果。按照乐嘉老师性格色彩的分析，可以把人的性格分为"黄、红、蓝、绿"4种性格。不同的性格都有不同的沟通技巧和方法，儿童口腔的工作人员可以加以掌握、灵活运用。

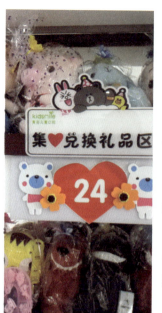

通过不同的激励和奖励，促进孩子到店，能够通过积分等方式直观看到变化。而且不同的玩具会刺激不同的小朋友看牙的积极性。

那么儿童口腔门诊，如何增加孩子在家里的互动呢？其实我们每次在孩子看完牙齿之后，都要为下次的复诊做一个准备。因此我们需要给家长和孩子留一个作业。

一般的口腔门诊，都是叮嘱家长要好好监督孩子刷牙，其实孩子的牙齿之所以出现龋齿，又或者说牙齿清洁度不好，有个主要的原因就是整个家庭对口腔问题的重视程度不够。那么我们需要把思路倒置，让孩子来监督家长刷牙，并详细记录。

所以，监督刷牙不一定非得大人监督孩子，我们也可以聘请孩子当爱牙小卫士，负责监督整个家庭的刷牙，这样会激发孩子的责任感和积极性。

2. 我们需要多关注孩子的动态

在和孩子互动过程中，我们一定要多关注孩子的情绪和心情。如果孩子是看起来不是很开心了，那孩子的父母就需要知道孩子为什么不开心？孩子每天都在做什么？他喜欢关注哪些？主动地去关注孩子的动态，很多父母见到孩子都会问一句："今天过得怎么样？有没有什么特别的事情发生呢？"

那么儿童口腔应该如何做呢？我们需要从孩子一进门开始就关注孩子的情绪和心情。这个会关系到后面能有很好的依从性配合治疗。所以在儿童口腔如何增加与孩子的互动环节上，要多想一些方式。

很多父母认为孩子年纪小，没有过多的考虑孩子的心理，其实很多孩子的心理都非常敏感，而这种影响，有可能是终身的。

3. 我们要多倾听孩子的心声

主动关心孩子，并且认真倾听孩子告诉你的事情，真正静下来听听孩子讲的话，了解孩子内心所想的；耐心地把孩子的话听完再出声，而不是孩子讲一句，你就插了三句。倾听孩子有助于你更直接地了解孩子的内心，拉近你们之间的距离。

那么儿童口腔应该如何做呢？在一开始与孩子接触的时候，我们需要耐心倾听孩子口腔问题的焦虑点，有针对性地去解决孩子心理的疑虑。其实看牙并不是很恐惧，只是孩子对医生的恐惧和一些外界不专业的行为导致，孩子对看牙的惧怕。

当我们在和孩子交流沟通的时候，需要把注意力放在孩子所讲的话上，认真听清楚孩子所讲的内容，并马上给予回应。

父母与孩子要在不同的场景下多沟通和交流，不能仅限于学习或者作业。儿童口腔在与孩子接触中，每一个环节都需要多注意。及时给予反馈是和孩子沟通的一个重要方式，做得好就要马上赞赏，做得不好要马上制止并纠正。

4. 我们要多陪孩子做一些游戏

多陪孩子一起玩，本身对孩子来讲就是一件快乐的事情，会让孩子觉得自己被父母重视。而且，游戏可以培养孩子的创造力和想象力，因为家长和孩子总能在一些玩乐的游戏中增进情感。

我们其实可以多和孩子一起玩玩具，或者多给孩子读一些故事书，其实，孩子更多地需要的是父母的陪伴。

儿童口腔门诊都设置了游乐区，孩子在玩的时

玩是孩子的天性，孩子之所以喜欢玩，是因为游戏具有以下特点：

1. 游戏的趣味性。每个游戏都是和不同的小朋友一起体验愉快的氛围，心情愉悦。

2. 游戏的自由性。每个游戏都有很大的自由发挥空间，孩子可以在游戏里尽情发挥，并释放天性。

3. 游戏的未知性。游戏在体验过程中，有很多未知的因素和结果，这对于孩子来讲，非常有吸引力。

4. 游戏的娱乐性。每个游戏都能给小朋友不同的快乐体验。

5. 游戏的参与性。在游戏中，能够体验到任何他们想体验的事物，扮演他们想扮演的角色。

157

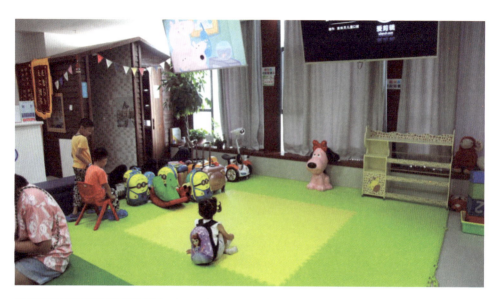

游戏不仅可以玩乐，更重要的是有很多的游戏非常的益智，有助于孩子的身心健康。儿童口腔门诊还可以透过一些简单的游戏，教会孩子一些社会规则，让孩子明白如何为人处世。

候，我们要注意观察并记录，很多孩子的天性都在玩耍的过程中展现出来，观察孩子玩耍其实是了解孩子的一个最佳的方式。

5. 多和孩子参加一些户外活动

当你有空的时候，不妨带上孩子，一起到外面去走走，亲近大自然是很好的选择。孩子天性都是爱玩的，你们有很多可选择的地方、很多可选择的活动，但不管是什么活动和什么地点，都可以增加你与孩子之间的互动。

很多家长在陪孩子过程中，只要一有时间，就会看手机。其实如何说是一方面，如何做——家长的真实行为才是父母最好的老师。

儿童口腔不是一个口腔门诊，更是一个大平台，患者来到这里不仅可以看好牙齿，还可以学英语、学舞蹈、学画画等一系列对孩子身心健康有益的活动。

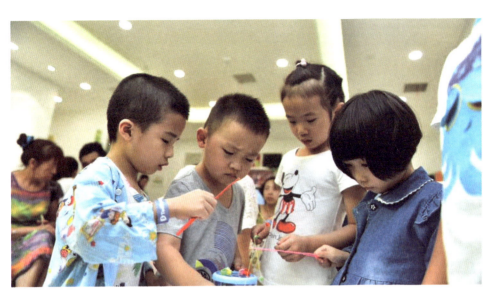

6. 可以多参加一些亲子活动

现在不管是学校还是社会上的一些教育机构，都会不定期地举办一些亲子活动，只要家长有时间，都可以去参加，因为这些活动是需要家庭成员之间互相配合、共同完成的。所以在这个过程中，通过活动的方式，可以拉近家长和孩子彼此之间的距离。这样孩子高兴，家庭也更加融洽。同时，也给孩子的童年留下一段美好回忆。

不管是哪种方式，孩子都需要父母的关心和陪伴，需要的是用心与专注的陪伴，只有做到这些，才是真正的家庭亲子互动的目的。

只要我们用心去寻找，带着对孩子的关爱之心，其实可以发现更多与孩子互动的方式，我们只要用合适的方式去和孩子相处，这就是最好的方式，也是对孩子最好的教育。

现在很多的口腔机构，都会在自己的口腔门诊举办不同的亲子活动，活动的最终目的都是通过小朋友这个纽带，能够带动全家人一起参与，期望能够带动家庭的消费。

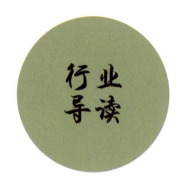

行业
导读

无论是一位医务工笔者，还是一个医疗机构，要想走得更远，要想得到社会和患者的认可与尊重，就必须具有：强烈的价值体现和社会责任感。对于一个医疗工笔者来说，最有力的价值体现就是：坚守初心、回归椅旁、坚守医疗本质、用一颗"匠心"，投身于我们喜爱和神圣的口腔医疗事业当中去。

孩子是民族的希望、是国家的未来，口腔健康是孩子全身心健康的重要组成部分。

目前，对于好多医疗机构，儿童口腔科的设置开展相对比较困难，在众多因素当中，缺乏方法、经验和思路是主要原因。

本书图文并茂、内容丰富，全方位覆盖儿童口腔门诊的设置、开展、运营、品牌打造等方面的内容。相信本书会给我们不一样的视觉冲击和空间思维，也一定会助力我们的医疗机构实现社会效益和经济效益的双丰收。

杨金锋
乐帆口腔医院

越来越多父母都经历过口腔疾病影响了品质生活，所以他们像欧美人观念一样，都愿意把时间和金钱投资在健康上，按时髦的话来说就是消费升级；消费者有了消费升级的理念了，但是很多口腔机构都还没准备好如何满足消费者升级需求，希望本书能给口腔机构带来新观念，让我们拭目以待！

汤源武

广州、昆明柏德口腔创始人

10年前，北京的口腔门诊毗邻皆是。瑞鲨一个小门诊想从中博弈，难上加难，所以我选择了：专科舒适化口腔，"无痛"作为卖点，无痛看牙，就来瑞鲨。

10年后，瑞鲨由小门诊变成了连锁，也证明了口腔以后的专科之路会越来越好，做精做细是每个口腔人要考虑的发展之路。

葛老师这本书为专科儿童口腔医生提供了一个新的方向。

吴志强

瑞鲨口腔创始人

第五章
打造特色场景体验

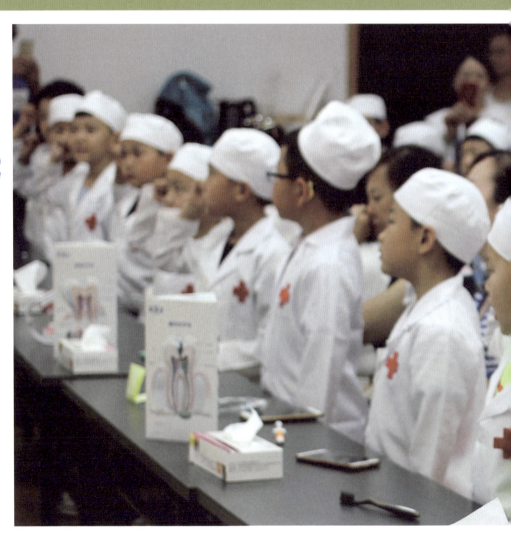

■ 儿童口腔科普区如何设置

1. 儿童口腔为何设科普区

（1）科普区要有科学知识

口腔知识相对于很多人来讲都不是很熟悉。我们需要让更多的患者了解并熟悉口腔知识，因此口腔科普应该先让患者熟悉自己牙齿的基本情况，而儿童口腔的科普宣教工作，应该从孩子牙齿的日常保健维护和换牙的顺序这些知识来讲。

（2）科普区要有普及性

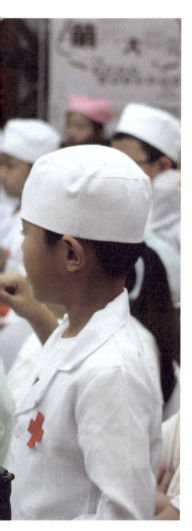

首先，儿童口腔的阅读区的位置设置要有一定的科学性，所以建议将阅读区域最好设置在口腔门诊临窗的墙边，既可以保证有充足的光源，也可以避免被打扰。

其次，可以根据诊所小朋友就读的数量，设置等同的区域，避免因为阅读人数过多而区域狭小显得拥挤，或者区域设置得过大而导致区域空空无人。

在阅读区可以配备与小朋友身高相适宜的书架，柔软、舒适又鲜艳、美观的靠垫及地毯。

儿童口腔如果为小朋友营造一个既舒适又有趣的阅读环境，在这样环境中的幼儿身心愉悦，感受到了阅读的无穷乐趣，不自觉地延长了持续阅读的时间，同时也会忘却因为候诊时间较长而带来的烦躁感。

2. 儿童口腔科普区如何设置

（1）位置：尽可能靠近候诊区，有充足的光线，最好在一楼，可以有单独的区域，不吵闹。

口腔门诊大多数的科普区都会设置在会议室这样宽阔的地方，一是区域相对封闭，二也可以用于讲座。

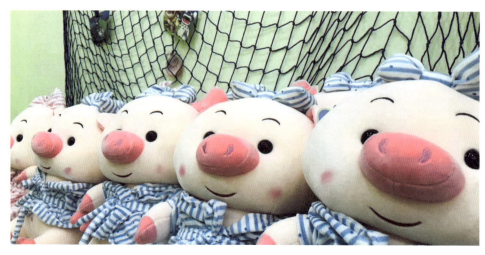

儿童口腔周边的配套工具的摆放和展示是很好的科普宣教素材。

（2）地面：地面也是很好的科普教育的机会，有很多的口腔门诊的路引都会设置在地面，让小朋友踩着路引到诊室。儿童口腔可以设置独有的指示路引，通过走路这个触点向孩子传递口腔知识，不知不觉中进入了诊所。

（3）专人：最好是有专业的工作人员在旁引导。在科普区会有很多的，可以借这个机会与在一旁的父母多沟通关于孩子牙齿的一些问题。为了让小朋友能够更快地理解，我们可以有一些科普绘本读物，这样可以让小朋友更主动地学习和了解口腔知识。

（4）配套：科普区主要是口腔知识的展示。可以通过不同形式的科普展示增强儿童口腔场景化的氛围。口腔科普可以用一些儿童口腔相关的销售工具配合展示，起到一定的提示作用。

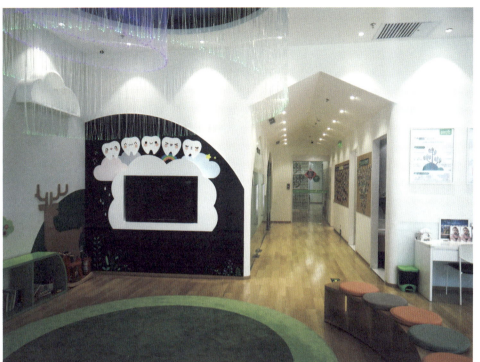

3. 巧用科普区进行销售引导

（1）巧用图案进行引导

儿童口腔虽然要对父母进行口腔的科普宣教，但因为主要受众群体为孩子，所以一些科普知识就要用孩子比较喜欢的方式进行。

采用富有教育意义的科普宣教海报一定要坚持通俗易懂、知识面广等特点，图案可以根据儿童口腔自己的门诊特色进行定制。

针对儿童口腔门诊的海报设计，要求画面必须整体简洁，尽可能用卡通可爱的图案来突出主题，通过用亮丽的颜色来体现儿童活泼可爱的特点，并且可以吸引儿童眼球。

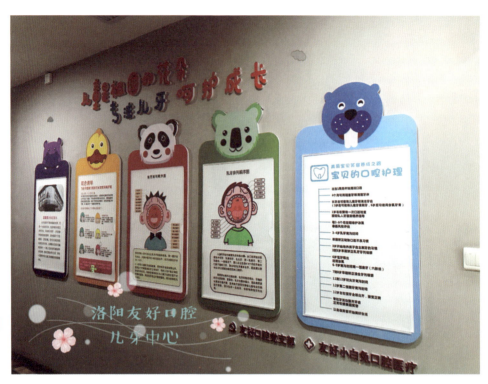

创造不同的学习方式，让儿童因为阅读而快乐，从而有良好的互动沟通的机会。营造良好的阅读氛围，为儿童快速融入诊所创造必要的条件。

（2）巧用文字进行引导

儿童口腔的科普宣教，大部分父母都会仔细观看，并且了解相关信息。因此，儿童口腔的科普宣教，在文字方面，尽可能通俗易懂，不要用太专业的词语，避免孩子父母因为太专业的词语而疑惑。

在整个的文案设计方面，文字标题要直奔主题、简洁明了。文字方面要尽量简短，切不可过长。

在这个文案用词方面，尽可能采用儿童的语气，也就是第三者的语气阐述，避免直面教育、言语生硬引起的不适。

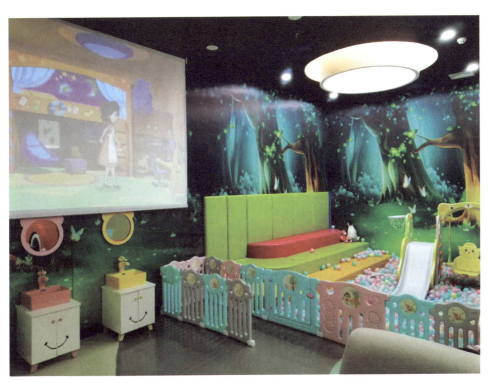

（3）巧用视频进行引导

现在很多的儿童口腔门诊都配备了电视机，但更多的时候都是为了播放动画片，吸引小朋友，期望小朋友能够因为看动画片忘却对环境的惧怕。其实通过电视机播放口腔科普宣教的视频短片也是一种很好的宣教方式。

因此，笔者建议，候诊区的电视机里可以多播放一些和口腔知识科普宣教相关的视频，这样可以让家长在陪孩子的候诊过程中，了解孩子的口腔问题，抓住孩子的好奇心，并激发父母的治疗欲望。

很多父母对儿童口腔知识的了解，都是在候诊的时候，看到儿童口腔门诊播放的视频短片，才有兴趣主动咨询并治疗的。而大多数的儿童口腔都会把电视放在游乐区或者候诊区。

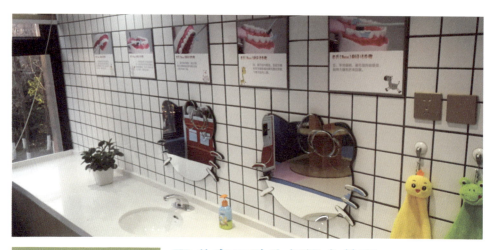

儿童口腔的宣教区，经常会见到刷牙法、洗手法等不同的方法图例。都是为了让小朋友在刷牙或者洗手的时候能够按照步骤学习并形成习惯。

■ 儿童口腔为何设宣教区

1. 宣教区起到宣传的作用

宣教区的设置就是为了把我们想要告诉患者的口腔知识，集中在一个区域整体展现。因此，宣教区需要通过不同形式的展现我们想要告诉患者的内容。宣教区可以集中设置，也可以通过不同区域的点缀。

宣教区最主要的作用就是用不同的方式、不同的方法，让患者更快地理解和明白我们想告诉患者的内容。

2. 宣教区起到教育的作用

宣教区的设置最终目的是让更多的患者和孩子都能明白一些口腔知识，因此，在设置上，可以从最简单的口腔知识讲起，一步一步引导患者和孩子逐渐明白一些口腔知识。宣教区设置的最终目的就是教育患儿及其家长能够记住。

很多的宣教区会设置在口腔门诊的洗手池，因为更多的宣教都是先从教小朋友刷牙开始的。

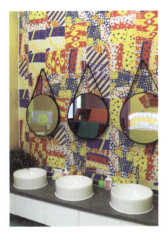

3. 宣教区起到学习的作用

宣教区可以把小朋友聚在一起，让大家一起学习口腔知识，创造一种学习的氛围。宣传教育，就是要创造不同的学习方式，让小朋友因为学习而快乐，从而有良好的互动沟通的机会。

■ 儿童口腔宣教区如何设置

（1）位置：一般的口腔门诊都会设置在洗手池边，通过洗手池的镜子可以起到示范的作用和看到刷牙的不足。宣教区的设置首先要考虑的是，通过区域的设计，让孩子可以更快地参与进来。

（2）地面：最好有地垫，防止洗手的水洒落地面，使孩子摔倒。针对低龄的儿童，得有专业的地垫和安全防护措施。

（3）安全：在牙刷、牙膏以及孩子的洗手的产品选择上，一定要选择大品牌和质量相对较好的产品。除了要防止孩子滑倒摔伤以外，更要注意刷牙时动作，人多时要防止磕碰。

（4）专人：这个区域相对于其他区域会更容易出现一些意外，因此建议最好是有工作人员全程陪伴。不管是刷牙，还是洗手等，我们都可以借这个触点，让工作人员与一旁的父母多多沟通，并且可以借这个机会与孩子拉近距离，为接下来后面的治疗做准备。

（5）配套：宣教区需要宣教的图案，文字以及宣教的工具，可以在宣教区摆放，吸引家长和小朋友主动沟通。儿童口腔宣教区的一些配套设施，都是和儿童接触的一个触点，都是可以促进销售的一些工具。

169

儿童口腔宣教区的病例对比图是最好的营销工具，儿童口腔宣教区刷牙魔镜的互动游戏。宣教区可以通过一些简单的环节设置，带动孩子对口腔认识的积极性。

（6）工具：周边的儿童口腔相关的销售工具要配合摆放、展示，起到一定的销售提示作用，可以为以后的沟通做一个铺垫。

■ 巧用宣教区进行销售引导

1. 巧用图例进行引导

在宣教区更多的是要教会小朋友一些正确的方法，不管是刷牙的方法，还是正确洗手的方法，都是期望一些正确的方式让小朋友改变一些不好的行为方式，从而养成一个良好的习惯。

儿童口腔的宣教图例，有很多时候也设置在候诊区，就是为了方便患者就诊的时候可以学习。

2. 巧用案例进行宣教

在宣教区就是要通过场景化的布置，可以让患者能理解口腔门诊的宣教目的，通过一些真实的对比案例，可以很直观地告诉患者治疗后的效果和结果，这样的方式可以增强患者对诊所的信任。

用最真实的案例和对比来和患儿及其父母讲故事，是每个儿童口腔门诊应该具备的一项技能。

3. 巧用工具进行销售

宣教区的设立，其实就是为了促进销售，让患者可以在短时间内理解口腔知识，因此，有很多的工作都是对患者口腔知识的启蒙，不仅需要通俗易懂，而且要配合一些销售工具的使用。

在跟患者讲解口腔症状的时候，以前只能通过语言描述，现在还可以通过不同的立体图例给患者清晰地展示。

170

儿童口腔门诊的宣教区都会选择在洗手池旁边，我们要通过最简单的动作和引导，让小朋友通过洗手和刷牙一些简单的行为引导，从而改变习惯。

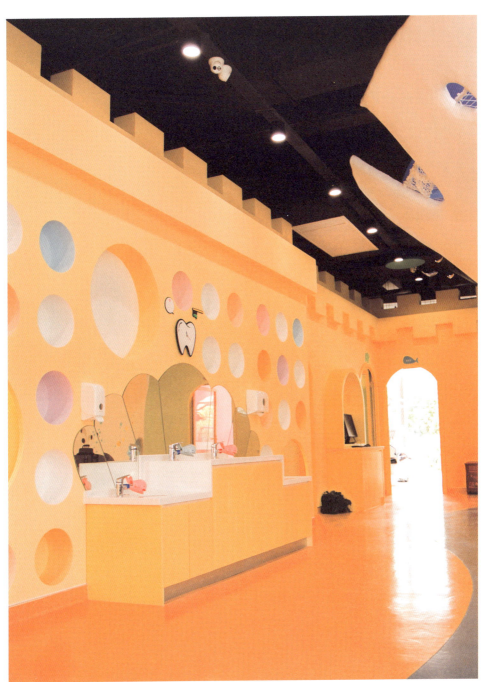

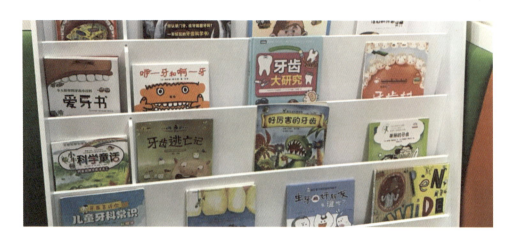

阅读是儿童对外界认知的一种最快的方式，良好的阅读环境就是为良好的就诊环境的形成创造必要的条件。图为丝桐护理中心的阅读区一角。

■ 儿童口腔阅读区如何设置

1. 儿童口腔为何设置阅读区？

（1）阅读的环境可以使孩子放松

如果想要创造一个良好的阅读环境。应通过环境的创设和利用，有效促进孩子的智力发展。一个良好的阅读环境可以产生激发效应以及塑造效应。营造一个适应的环境，对激发幼儿兴趣的产生至关重要。良好的阅读环境应该有一个安静、优美、宽敞、明亮及有一定阅读氛围的阅读场所。

从孩子的角度来说，年纪越小的孩子行为一般是无意识的，往往是受一定情境支配的。因此，从一定程度上说，良好的习惯养成，要依赖于某种情境的反复出现。而阅读就是让一些比较正向的、积极向上的场景不断地往孩子的脑海里传输。

（2）欢快愉悦的氛围能让小朋友安静和心情愉悦

在图书选择上我们可以选择与牙齿有关的书籍，并且根据儿童的年龄把图书进行分类，对小朋友可以有针对性的科普宣教。

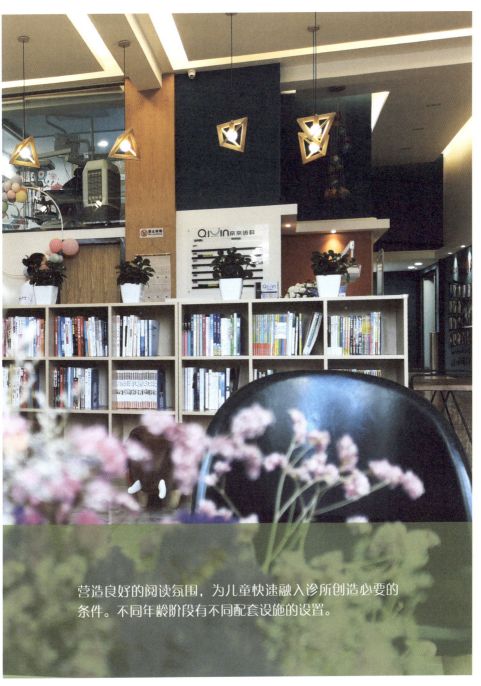

营造良好的阅读氛围，为儿童快速融入诊所创造必要的条件。不同年龄阶段有不同配套设施的设置。

阅读只是我们和小朋友沟通的一种方式，周末的时候为了烘托气氛，可以做一些相似的亲子活动，比如，可以由工作人员带小朋友还有父母一起做手工，享受难得的亲子时光。

首先儿童口腔的阅读区的位置设置要有一定的科学性，所以建议将阅读区域最好设置在口腔门诊临窗的墙边，既可以保证有充足的光源，也可以避免被打扰。另外，可以根据诊所小朋友就读的数量，设置等同的区域，避免因为阅读人数过多而区域狭小显得拥挤。或者区域设置得过大而导致空空无人。

在阅读的区域可以配备与小朋友身高相适宜的书架和柔软、舒适又鲜艳、美观的靠垫及地毯。

儿童口腔如果为小朋友营造一个既舒适又有趣的阅读环境，在这样环境中的幼儿身心愉悦，感受到了阅读的无穷乐趣，会不自觉地延长了持续阅读的时间，同时也会忘却因为候诊时间较长而带来的烦躁感。

（3）阅读图书还可以学习口腔知识

儿童口腔阅读区域，我们可以选择一些和口腔相关的图书，前面章节已经给大家做过详细的介绍了。

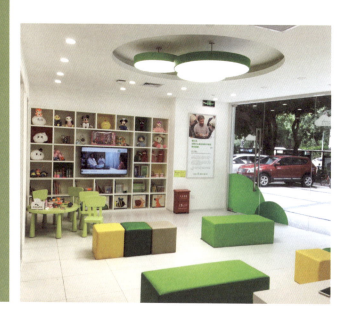

2. 儿童口腔阅读区如何设置

（1）位置：尽可能靠近窗户，有充足的光线，最好在一楼墙角，不吵闹。阅读区的图书摆放要让小朋友一眼就被吸引。这样就可以吸引更多的小朋友的到来。

（2）地面：最好有地垫。可以方便小朋友围聚一起。需要配备专业的地垫和安全防护措施。

（3）安全：图书的选择，要符合环保安全的标准，并定期消毒。要时刻注意孩子的情绪，探寻孩子的喜好。

（4）专人：在有条件的情况下，建议最好是有工作人员全程陪伴。可以借这个机会与一旁的父母多沟通关于孩子牙齿的一些问题，这个时候的父母都是有空闲的时间。为了让小朋友有更好的阅读，我们可以有工作人员帮忙选择并引导阅读。

（5）配套：读书的凳子和桌子，要选择适合小朋友的。周边的图书的主题宣传也可以塑造场景化氛围。

（6）工具：周边的儿童口腔相关的销售工具要配合摆放、展示，起到一定的提示作用。

3. 巧用阅读区进行销售引导

（1）巧用图书进行引导

前面已经讲过关于儿童口腔图书的选择，阅读区的图书大部分都是跟小朋友的图书相关，这个时候我们不管讲哪一本图书，都是在讲和牙齿相关的故事。口腔的知识会随着图书的阅读灌输到小朋友的脑海里。

（2）巧用图书进行宣教

阅读区的很多图书都提到了关于牙齿保护的一些简单的小技巧，比如，需要给牙齿涂氟。我们这个时

儿童阅读有哪些好处?

1. 让孩子更多地了解世界，可以拓展孩子的视野。

2. 让孩子更快地明白道理，可以陶冶孩子的情操。

3. 让孩子更早地接触知识，可以培养孩子的性格。

候就应该问小朋友"你几岁了？是不是和这个书里面的小朋友一样勇敢？如果医生阿姨给你涂氟你会不会哭"等图书的内容。把书中的内容，应用到真实的阅读场景中，可以巧妙地用图书给小朋友做一个科普宣教的工作。

（3）巧用图书进行销售

利用图书进行销售引导，除了引导小朋友外，最主要的还是家长。

当口腔门诊的销售人员初步观察小朋友的牙齿问题以后，接下来最主要的工作就是，需要了解家长对孩子口腔问题的理解程度、最终的治疗需求，一定要尽快了解家长对于孩子口腔问题是否重视。相信大部分家长口腔知识都极度匮乏，根本无意识，而且对于口腔的治疗也没有太大的诉求，只要求快速解决问题。

这个时候，就需要让家长和孩子一起参与到图书的讲解过程中来，通过与孩子的故事互动沟通，同时也让家长明白一些口腔问题，在一些孩子的口腔问题上进行重点强调，便于在接下来的过程中进行销售的引导。

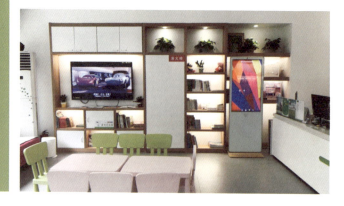

176

在图书阅读的时候，我们可以利用儿童阅读区进行口腔的科普宣教和销售沟通与引导。

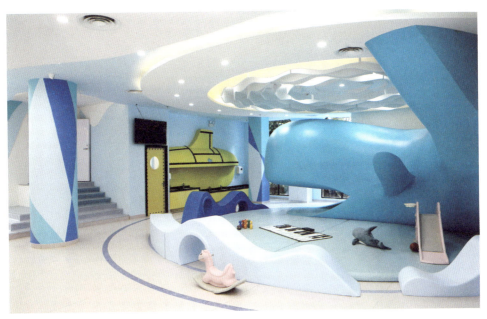

■ 儿童口腔游乐区如何设置

1. 儿童口腔为何设置游乐区

（1）要不要设置，我们需要看诊所的患儿群

儿童口腔门诊周末的就诊孩子数量是设置儿童游乐区的必要条件之一，是否有足够的人员照顾到配套区域的患者，儿童口腔专业的陪护是达到极致服务的标准。

对，没错，游乐区的设置就是要看患儿群体。而不是首先考虑场地是否足够，我们是否有足够的场地可以设置游乐区。

如果口腔门诊的客户群体主要都是幼儿园的小朋友，也就是6岁以前的儿童，即学龄前，那就有必要设置一个游乐区，因为我们要面对的客户群体年龄都比较小，需要一个小朋友聚集玩耍且安全的地方，而小朋友是静不下来的，会有很大的噪声，所以需要一个单独的隔离区域。

所以，如果口腔门诊的主要客户群体是6岁之前的儿童，那就肯定要做儿童游乐区的。

那么如果客户群体都是小学生呢，那肯定不用做儿童游乐区的。如图所示，这个年龄阶段的小朋友，已经上了小学，这个年纪的儿童都把自己当成小大人。没有几个小朋友喜欢在游乐区玩了，更需要的是激励和奖励。所以，如果口腔门诊的客户群体是小学生，就没必要做游乐区了。

总之一句话，不是所有做儿童口腔的口腔门诊都需要做儿童游乐区，首先要看诊所的目标客户群体，儿童群体的年龄阶段。

（2）看口腔诊所的场地和患儿数量

口腔诊所的场地是儿童游乐区配备的第二个基本条件，那么一个儿童口腔诊所需要配备多大的儿童游乐区呢。

主要从诊所的使用面积和客户群体的数量做决定。一般情况下，二三十平方米的地方就已经够大的了。

如果周末就诊的患儿数量较多。也是设置儿童游乐区的必要条件。

（3）看口腔诊所的团队成员

简单来说，口腔门诊要设置儿童游乐区，我们还要考虑，是否有足够的人手可以照顾小朋友。如果这个区域，没有专门负责的人，那其实设置这个游乐区是没有太大的意义的。因为让家长带小朋友自己在游乐区玩耍，而我们的人员如果不在身边做服务，并且借机会与患者互动和沟通，那么，其实我们提供了再好的服务也是无用的。

如果我们能够从家长和孩子进入口腔门诊的那一刻开始，我们就有专人陪同，而且提供细致周到的服务，我相信在这样的服务之下，家长和孩子会被口腔门诊的服务所感动。

2. 儿童口腔游乐区如何设置

（1）位置：靠近窗户，玻璃窗。一楼，大厅。游乐区的透明设置可以吸引更多的小朋友的好奇和关注。

（2）地面：铺设有地板，有铺设专业的地垫和安全防护措施。

（3）安全：游乐设施及玩具要符合安全和消毒标准，配备防护措施，周边的安全措施都要到位。儿童口腔门诊的工作人员要全程陪伴，并时刻注意孩子的安全。

（4）专人：最好是营销人员全程陪伴。可以借这个机会与在一旁的父母多沟通关于孩子牙齿的一些问题。这个时候的父母都有空闲的时间。儿童口腔诊所销售人员的全程陪伴和技巧性的话术引导是与儿童互动成功的关键。

（5）配套：周边墙壁的构图及配色配套是塑造场景化氛围的关键。如果要让儿童快速融入情境，需要很好的氛围打造。

（6）工具：周边的儿童口腔相关的销售工具要配合摆放与展示，起到一定的提示作用。周边的销售配套工具摆放和展示是很好的销售工具。

3. 巧用游乐区进行销售引导

一般的口腔门诊在做儿童口腔这个项目的时候，很多人第一时间想到的就是要不要做个儿童游乐区。什么样的口腔门诊适合做游乐区、应该怎么设置游乐区等，我们在后面跟大家详细沟通。在这里我们主要

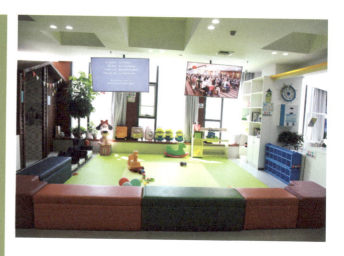

用场景让小朋友迅速融入，用玩具与小朋友快速互动。用游戏让小朋友迅速放松，用角色让小朋友勇敢担当。

沟通游乐区的沟通引导。

　　口腔门诊游乐区的主要功能作用，顾名思义，是期望通过游乐区的娱乐设施，充满童趣的装修风格，让小朋友能够快速融入口腔门诊打造的情境中，再加上专业的医护团队，针对性的儿童口腔设备相结合，必定会让孩子快速放松和喜欢。

　　儿童口腔采用这种游乐场的设置，其实就是行业内大家口中的"游乐场式诊疗"，当儿童来到一个陌生环境中，如果看到有很多小朋友在这里开心地玩耍，大家脸上都洋溢着快乐的笑容，很开心的游戏氛围，有很多的游乐设施，他不会想起自己是来看牙的，就会忘却因为惧怕看牙而导致的恐惧心理。

　　现在很多的商场就是通过这种场景和氛围的打造，让儿童迅速融入商家精心打造的情境中。一旦营造出这样的氛围，小朋友会发自内心地开心，而这种快乐的元素其实是会传染的，每个小朋友都开心玩乐的这种氛围，会感染到其他的小朋友，而这种情境最容易让小朋友忘记惧怕。这个也就是我们俗话讲的，

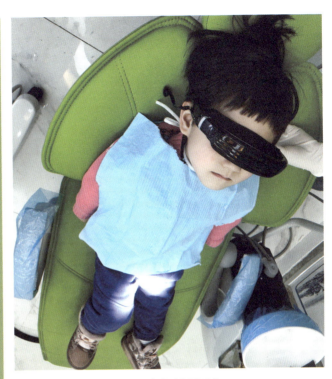

用场景让小朋友迅速融入，用道具与小朋友产生共鸣。图为青海省西宁市赵璐口腔诊所运用VR眼镜替代传统的显示器，可以让小朋友更好地专注于VR眼镜的情景，不会被口腔诊所的治疗所打扰。VR技术作为一个新型的科普宣教工具，应用于儿童口腔的科普宣教中，可以让孩子在寓教于乐中进一步增长科普知识。

看着他们高兴地玩耍，我们都很开心。

　　其实这种情境的打造，也是塑造儿童心理逐渐强大的过程。只要小朋友因为开心快乐而内心强大，这种从自身产生的心理不会对周边有陌生感。在这样的场景下，我们再和小朋友沟通，小朋友就会有很好的依从性，小朋友就可以在开心的游戏过程中完成诊疗。

　　只有精心为小朋友打造这种情景，小朋友才真的会在看牙过程中，在忘却了惧怕的环境里，不惧怕医生，方便销售人员在前期进行心理辅导和治疗前的沟通。让小朋友在开心的氛围里、心情愉悦的情况下，明白牙齿的重要性，从而享受整个的诊疗过程，在根源上建立起医生和患者之间舒适的信任关系，让小朋友养成良好的口腔保健习惯。

行业导读

儿童口腔作为行业里的新热点，一度引起大家的关注。但是在儿童口腔运营管理实践做出结果的，行业里其实为数不多。葛强老师，作为儿童口腔的先行者和探索者，提出"儿童口腔门诊运营新思维"，期望通过新的思维方式和做事方法，让更多的人了解和掌握儿牙运营的核心。本书从多方向深度剖析儿童口腔板块，以医疗基础为核心出发点，从儿童行为管理、口腔知识科普教育的普及、儿童口腔门诊场景化的设置、家长和孩子的就诊体验，多个维度探寻儿童口腔运营领域，读完这本书，我相信你可以收获更多运营新思路！

马龙

曾任青苗儿童口腔重庆区域负责人

现任美维集团维乐口腔重庆事业部运营总监兼儿牙运营总监

作为一个儿童口腔领域的探索者，一直认为儿童口腔是口腔行业发展的新引擎。从小朋友的心理特征到流程设计、就诊体验到场景化，建立儿童口腔项目运营的全思维闭环，这些都在葛老师的书里面。在儿童口腔的蓝海里，这本书就是一座灯塔，指引着儿童口腔行业前进的方向！

孙晓雨
北京京州医疗集团联合创始人
京州口腔黔西南事业部总经理

儿童是祖国的花朵，如何让花朵健康成长，不仅娇颜美丽而且自信健康，是每个园丁的梦想。我从医30年，见过太多青少年面型因没有早期进行干预性矫正而留下遗憾的正畸患者，也看到很多成年人因为在儿童时没有进行牙病防治造成牙齿早失。每当这时，我就大肆宣教儿牙的重要性，也得到了大量同仁的认可。葛强老师，作为儿童口腔项目运营领域的先行者，能够为儿童口腔发展做出一份独特的贡献，总结出版本书，一定会对广大的儿童口腔工笔者有所帮助！

孙志学
青苗儿童口腔全国医疗院长
香港大学医疗健康产业管理研究生

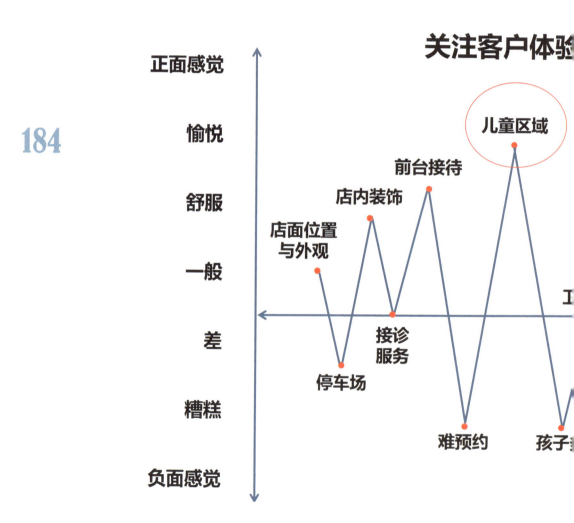

关注客户体验

正面感觉

愉悦

舒服

一般

差

糟糕

负面感觉

店面位置
与外观

店内装饰

前台接待

儿童区域

接诊
服务

停车场

难预约

孩子

工

宜家家居利用"峰终定律"对消费者进行了深入的研究。

打造极致场景

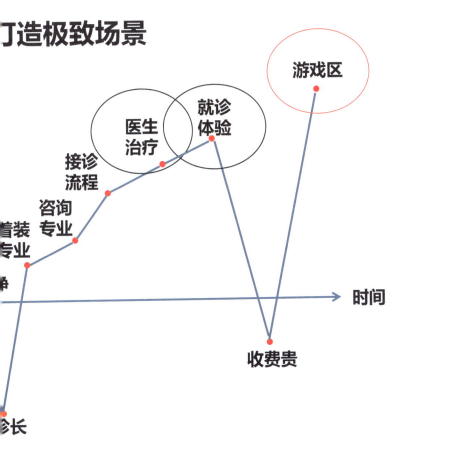

游戏区

就诊
体验

医生
治疗

接诊
流程

咨询
专业

着装
专业

时间

收费贵

诊长

网红餐厅的整体特征，会让你下次吃饭的时候就能想起这个店的环境。而现在很多的儿童口腔也利用了这个网红效应，专门给患者提供拍照的机会。

■ 用场景管理患者的体验

用心理学来看患者

"峰终定律"（peak-endrule）最早是由2002年诺贝尔经济学奖得主丹尼尔·卡恩曼（Danny Kahneman）提出，他将源于心理学的综合洞察力应用于经济学的研究，指出影响人们体验的是所谓的"峰"（peak）和"终"（end）根据"峰终定律"，判断客户体验峰终时刻及核心需求，强调注重客户"峰"值时刻的核心需求以及服务过程的"终"点体验。

经过对"峰终定律"研究以后，我们可以归纳总结为3点：

（1）客户对体验的记忆由两件事情决定，即高峰（好坏）和终结时的感觉。

（2）有效的体验不等于好的体验，一个有效的体验有几个决定因素，知道了正确的客户、处理最迫切的需求、传递品牌价值、达到营销的目的。最终，就会在患者心里留下美好的记忆。

（3）品牌化的体验才是最有效的体验，产品有独到之处，但是比不上服务有独到之处，只有这样才能让客户产生差异感，才会有忠诚客户。

举个例子，当提起海底捞时，你的脑海里能想起什么？我相信你的第一反应是服务好。为什么服务好呢？因为排队的时候有好吃的免费的小吃，女士有免费的美甲，男士有免费的擦皮鞋，都是想到了海底捞提供的各种服务，尤其是想到了长长的排队和感动到天的服务，这就是你对海底捞的记忆点。

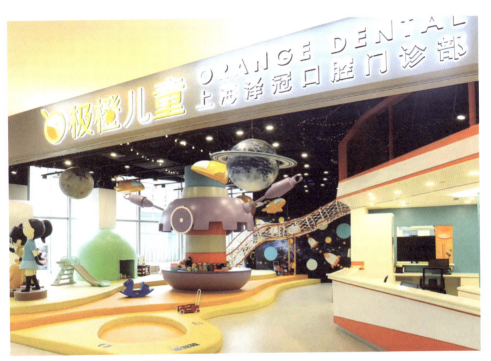

"峰终定律"其实
讲的是体验记忆和
决定因素。我们分
两个部分来讲：一
个是体验记忆；一
个是决定因素。体
验是过程，记忆是
对体验内容的筛
选，也可以称之为
体验总结或结果。

　　这些记忆点的神奇之处就是，当你想吃火锅的时
候，就会想起这些记忆点，这些记忆点连接的脑海，
给你灌输了这家店了"生意非常好""味道十分美
味""服务超级好"等这些具体的评价，而这些记忆
点就会具有一定的排他性，进入你脑海里，成为吃火
锅的首选，从而驱动你进行购买决策。

　　"峰终定律"其实讲的是体验记忆和决定因素。
我们分两个部分来讲，一个是体验记忆，一个是决定
因素。体验是过程，记忆是对体验内容的筛选，也可
以称之为体验总结或结果。

　　这个体验记忆非常具有价值，因为它影响着患者
消费时的决策，特别是要进行下一次消费的决策。如
果体验记忆好，自然会选择这个产品和服务继续消

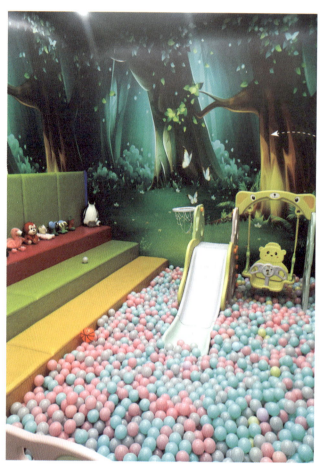

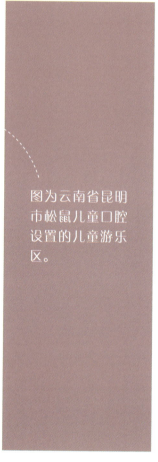

图为云南省昆明市松鼠儿童口腔设置的儿童游乐区。

费。如果体验记忆非常好，患者还会为产品和服务不断自动自发地做广告。

当然，如果体验记忆不好，会给客户留下一个非常深刻的糟糕记忆，下次消费做决策的时候就不会再选择。因为一想起这个店面，就是当时体验非常不好的画面，会给患者带来负面的情绪。

那我们再回想一下，你到一个饭店吃饭的时候，现在大家常做的一个动作是什么？

对，我想你一定也做过这个动作，那就是拿起手机拍照，现在只要做到一定规模和知名度的餐厅，都会非常讲究摆盘。摆盘的作用不仅仅是让患者拍照，更主要的作用是通过视觉的传递，让大脑对这道菜产生极大的喜爱，从而改变患者的味觉判断，继而影响患者对整个餐厅的记忆。

所以患者的体验记忆会对好看的、奇怪的、没加过的印象深刻，而这些都是留在患者大脑里的记忆，这些记忆的拼凑就形成了患者对一个消费场所的整体印象及评价。

■ 打造孩子看牙的甜蜜记忆

儿童口腔也是一样，很多口腔门诊都打造了游乐区等不同的辅助性区域，这些区域都在一定程度上会有一些独特的改观。还有的会在诊所张贴各种和小朋友相关的图案，都是为了通过不同场景的打造，给小朋友一个熟悉又喜欢的就诊环境。

所以，我们想要打造孩子一个不同的看牙记忆，我们就需要用场景化的布置，来弥补诊所在接诊和流程等方面患儿体验不好等方面的不足。要用一些好的体验替代患儿的负面体验的评价。

那么，儿童口腔如何给孩子打造不一样的看牙体验呢？

我们可以先来梳理一下孩子看牙的几个环节。

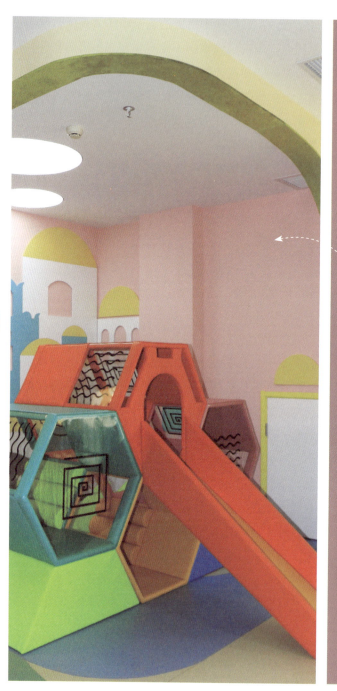

190

图为紫丁香儿童口腔设置的儿童游乐区。

孩子在看牙过程中，一直就是担心疼痛的问题，因为孩子一开始的情感世界里的认知是医生=疼痛。所以，非常惧怕看到的是医生，如果我们能够通过场景的构建和描绘，让小朋友融入我们设置的场景当中，吸引孩子的注意力，那么孩子就会把惧怕的情绪丢在一边了。

"峰终定律"在整个过程中为我们揭示了体验记忆构成的核心内容，那就是患者的脑海里能够记住的核心内容，只是在高峰时的体验与结束时的体验，也就是有意思的事情和有意义的事件，这个才是值得记住的时刻，其他的体验也许当时体验得很真切、很深刻，但是体验后基本都会忘掉，不会储存在体验记忆中。

那我们就需要分析，如何给孩子一个完美的看牙体验？看完牙以后，我们可以给年龄比较小的孩子一个棒棒糖，在孩子的整个看牙过程中就形成了一个惯性认知。在家父母是不让吃棒棒糖的，而且基本不会吃到棒棒糖的。而如果好好配合医生看牙，下次有可能还会有棒棒糖吃。

只要一到两次，孩子就会形成一个惯性思维，看牙=棒棒糖。这样孩子看牙的主动性就会很高。

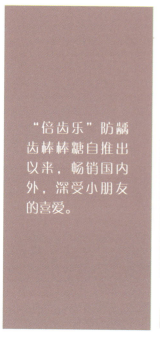

"倍齿乐"防龋
齿棒棒糖自推出
以来，畅销国内
外，深受小朋友
的喜爱。

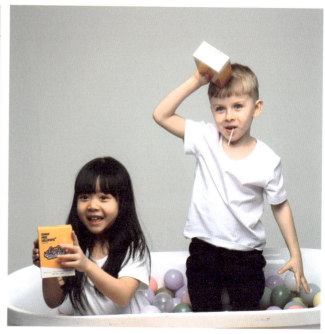

　　年龄稍大一点的孩子可以给一个积分卡。到七八岁以后，基本都有自制能力，可以根据孩子的爱好，选择相对应的玩具或者图书。这种奖励可以鼓励小朋友认真地配合治疗就可以了。

　　人们的大脑会根据实际发生事情的价值来取舍，会给我们记录一些我们认为重要的事情。"峰终定律"就揭示了影响人们体验记忆的决定因素，我们之所以能记住只有高峰时候与终结时候的体验，是因为这两者在整个的记忆过程里非常有价值。

　　前面讲过首因效应，每一个人对第一眼、第一次都会印象非常深刻。而整个体验过程中的好与不好在最后对记忆几乎没什么影响，因为大脑总是会记住场景丰富、感情最深的那些画面。

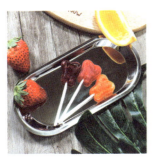

Little Wanddy(倍齿乐 ®) 来自美国，内含独特的预防虫牙有效成分 Glycyrrhizol A，由美国著名口腔生物学家施文元教授 [原加州大学洛杉矶分校 UCLA 口腔生物系主任，现哈佛大学福赛思 (Forsyth) 研究院院长] 发明，在国际上有多篇学术论文与临床实验证实有效。

登陆中国大陆市场之前，还在国内口腔排名前三的华西口腔医院做过临床实验。实验再次证明：Little Wanddy(倍齿乐) 棒棒糖，对于预防虫牙的效果非常显著。

含有 Glycyrrhizol A 的棒棒糖在美国已销售 10 余年，市场证实非常安全，在中国市场，该成分仅独家授权于 Little Wanddy(倍齿乐) 使用。

> 儿童口腔管理孩子的记忆，就是管理孩子的就诊体验。

　　当然为了让每个孩子都有一个记忆深刻的看牙体验，我们可以替孩子做总结。我们可以在孩子整个看牙的体验结束以后与孩子一起回忆一下看牙的过程。第一次看到了什么？心情怎么样？最后的感觉怎么样？开心不开心？最后的总结非常重要，因为我们可以影响到孩子的整个看牙体验，我们可以把孩子在看牙过程中不愉快的经历剔除掉，给孩子回忆一些我们认为应该记住的记忆。

　　这个决定因素的揭示更具价值。我们过去对于处理体验记忆都觉得太复杂，以为面面俱到，事无巨细才可以。其实，没我们想象得那么复杂，只要抓住高峰时的体验与结束时的体验这两个内容就基本可以了。它为我们进一步优化消费体验指明了方向。

如果儿童每次看牙以后，都会得到一个棒棒糖，那么在儿童的记忆里，看牙=棒棒糖。对于孩子来讲，看牙的终极时刻也是最享受的时刻，就是得到棒棒糖的那一刻。

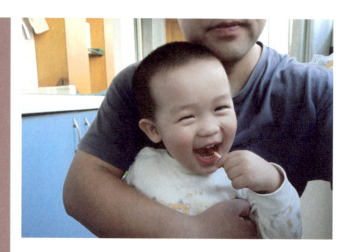

牙科服务是我们现实生活的刚需，但是这个行业的整体服务体验并不是很好。一般情况下，牙齿没问题，谁都不愿意去。什么原因呢？就是因为技术发展的局限性，修磨牙齿的声音，以及诊疗牙齿的疼痛，让患者体验记忆几乎都是负向的。

应用"峰终定律"可以很好地提升牙科服务的体验，也就是可以很好地提升牙科服务的体验记忆。

比如，之前我讲过，送客法就是解决牙科服务体验记忆的终值问题，比如尖叫法就是解决正向峰值问题，任务法就是解决负向峰值的问题。

另外，通过"峰终定律"，我们还要纠正几个认知偏差的问题，那就是，牙齿诊疗服务，不要意味着图快，以为快可以减少牙齿诊疗的不适与痛苦。其实，不是的，适当地延长服务时间，并做疼痛与不适的降级处理，或许是提升体验记忆的一个方法。

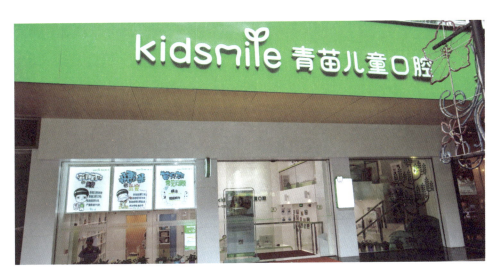

■ 打造家长就诊独家记忆

前面说过孩子的记忆了，现在我们谈谈家长的记忆。我们首先来看看，什么样的信息能让患者记住，并形成一个永久的记忆点。

1. 在记忆中，只有重复的信息患者才能记得住

成人患者的记忆和遗忘会受到自身的生理特征的影响，比如，男女或者自己的喜好等。另外一方面也会受到客观因素的影响，比如，接受这个信息的次数，重复次数越多，信息的学习程度越深，也就记得越深刻。最经典的广告案例脑白金，就是不断地重复再重复，加深所有人的学习次数，这样的广告信息在记忆中停留的机会越多，越有助于短期记忆向长期记忆的转化，形成一个稳固的、长期挥之不去的、抹不掉的记忆点。

个性鲜明始终是一个最大的特色，只做孩子口腔的儿童口腔专业门诊，在市场上独树一帜，必定会引起不少患者的注意。

2. 信息能不能记得住，取决于信息是否能引起患者的注意与兴趣

能让患者积极主动地去注意信息，这是很多商家都在考虑的一个问题，比如，标题党，就是用吸引人的标题引起大家的关注，然后点击进入。所以，如果一个记忆能长久保持，一定是这个记忆点对患者能有与其他商品不同的特别之处。如果商家在促销中做到个性鲜明的主题和特色，这样就能引起患者的兴趣与注意力，让患者在短时间内记住，这样在广告传播上会起到最好的效果。

3. 刺激的强弱程度，决定了患者的记忆程度

总的来说，如果一个信息相对比较强烈或者新奇，对于患者来说，就记忆非常深刻。我相信很多的人对过去的事情之所以记忆深刻，除了伤心，就是难过，要不就是高兴的事情。这些对于患者来说，都是强记忆的事情，所以就会比较深刻，有很深的印象。

所以，如果想让患者对某个事情印象深刻，就必须调动患者的情感，在一些营销活动中可以将产品与患者所感知的事物建立联系，这样做的目的就是通过强烈的刺激直接促进患者的记忆的效果。

当然，现在商家最常用的一些好的包装，比如月饼，就是通过利用商品的外包装设计、位置陈列以及广告设计来加强记忆保持，然后让消费者形成一个对产品高附加值的印象。针对患者的记忆，我们从接诊到售后服务，把整个治疗环节总结归纳一下，看看如何让家长对儿童口腔门诊留下自己独特的记忆点。

如果我们能够管理好家长的期望值，等家长最后看到的孩子的矫正效果的时候，如果超出了家长的预期，家长就会记忆深刻，就会非常满意。如果在就诊过程中，医生及护士对孩子的细心和耐心超出了家长的期望值，家长对整个就诊体验就会非常满意。很多家长对于儿童口腔最多的评价就是"比我们自己对孩子都要有耐心"。

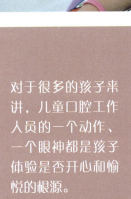

对于很多的孩子来讲，儿童口腔工作人员的一个动作、一个眼神都是孩子体验是否开心和愉悦的根源。

4. 接诊的态度决定了客户的第一印象

第一眼看到孩子，尤其是第一次来到门诊的孩子，我们都得格外关注。前面讲过了，我们要和孩子瞬间拉近关系，所以不管是信任蹲，还是爱的抱抱，我们都需要用发自内心的热情去感染鼓舞孩子看牙的信心。因此，第一次我们的举动，决定了孩子是否能和我们长期的无障碍地沟通与交流。

孩子毕竟是孩子，不管在任何时候，都会主观地根据自己的身体和心理，来发泄对外界的不满，比如，惧怕就会哭、不舒服就会闹，这都是正常的生理现象。在儿童口腔门诊碰到更多的都是孩子因为第一次看牙，对看牙的恐惧。有些孩子稍微哄一哄，可能就会稍微平息，并且配合治疗。

但还是有一部分孩子，因为惧怕而不听任何的劝

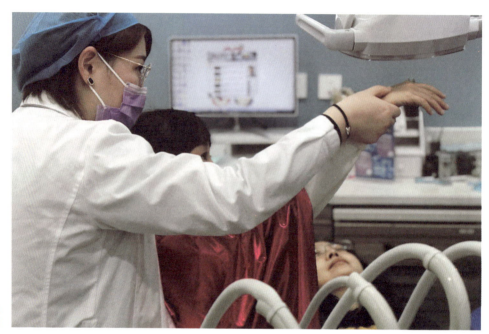

大部分的孩子经过简单的沟通和引导以后就能很快适应口腔诊所的环境。

阻，怎么哄怎么说都不听，一直哭闹。这个时候，不要说口腔门诊的工作人员，就连家长都没有耐心了。很多的家长这个时候会对孩子发脾气，说一些威胁性的话语，这个不能帮助改变现状，反而会加重孩子的恐惧心理。因此，一个专业的儿童口腔工作人员的素养就在这个时候体现出来了。

家长着急，我们不能着急，家长烦躁，我们更得平静。在做儿童口腔的时候，我们就知道会有很多的孩子因为惧怕等各种原因哭闹。我们应该提前做好很多的应对措施，比如，玩具、讲故事、看动画片，各种措施要跟上，而不是比家长还要着急，比家长还要慌乱。要知道，做儿童口腔，哄孩子可是一个必备的重要技能。

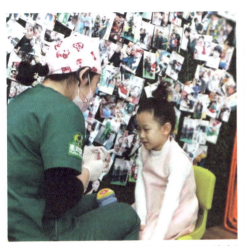

北京惠幼齿科的专业人员向孩子发放新材料。

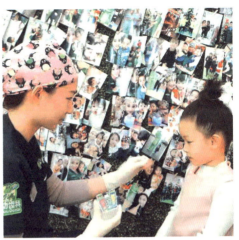

向小患者详细说明使用方法。

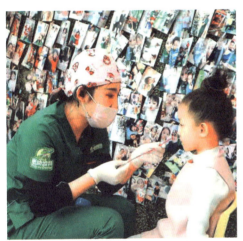

小患者喜悦且专注地学习新材料。

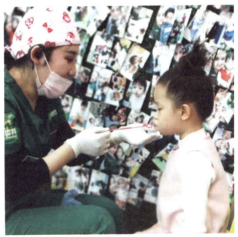

小患者在专业人员的协助下进行唇肌训练。

儿童口腔门诊是否专业，从口腔门诊的工作人员在与孩子的接触中，家长就给我们做了一个判断。

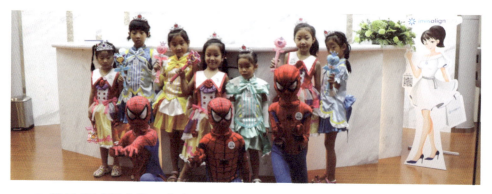

5. 接诊的过程决定了客户的体验满意程度

在接诊的过程中，我们需要时刻关注家长和孩子的体验，体验要分别从视觉、听觉、嗅觉以及整体感觉上给予刺激，让家长和孩子充分接受在儿童口腔就诊。

能参与到顾客的一个生活场景，越多这样的环节，就是我们越能留住顾客的时候。

作为父母，最欣慰的是看到孩子的成长，如果孩子每次来看牙的时候，我们都能拍照，都会有记录，到年底的时候，我们把这些打印成册，装订成一个美好的记忆，制作成来年的日历，我相信每个家长都会珍藏，都会把它放在床头，多少年都不会丢弃。

比如感恩节，让孩子送给母亲礼物，写一段给母亲感谢的话，让孩子知道父母的养育之恩，懂得孝顺。

比如跟小朋友在儿童口腔门诊一起过生日，把与家人一起有纪念意义的一天，在儿童口腔门诊度过，让每个小朋友都会铭记这一刻。

例如在儿童口腔门诊的组织下，与更多的小朋友和父母一起外出游玩，除了牙齿棒棒的，身体也要棒棒的。

在儿童口腔门诊，利用周末的时间，通过对小朋友的鼓励和帮助，我们跟父母一起做手工，享受家庭在一起的亲子时光。

200

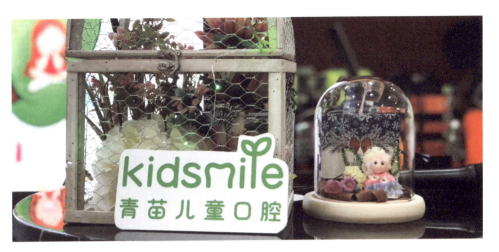

　　儿童口腔都需要打造哪些记忆点呢？制定的标准是什么呢？

　　我们需要分解家长带着孩子从店外走到店里，所看到的、听到的、感受到的，从简单的一句问候开始，到接诊、咨询、介绍、接诊、治疗、谈方案、售后跟踪等这一系列的环节。我们其实可以分解这些环节中哪些是能给患者加强记忆，在这些"触点"上，以最大限度影响顾客的购买决策和消费体验。

　　现在很多的口腔门诊的店面装修设计、风格特征也是紧紧抓住患者眼球的重要因素之一。做儿童口腔，我们需要一点一点渗透进儿童的生活，直接打造出属于患者别样的记忆点。

　　儿童口腔门诊的品牌价值输出一定要和患者产生共鸣点，这样塑造的品牌价值观，才能让品牌走得更长久。

　　我们不仅要抓住患者的内在需求，而且要强化品牌专属记忆点，这样才能给予顾客别样享受！

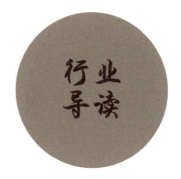

行业导读

202

　　儿童齿科作为口腔医学特殊的专业，儿童作为口腔医生面对的特殊群体，让儿牙接诊和治疗环境的设计等蒙上了一层神秘的面纱，我国儿童牙齿患龋率逐年上升，儿牙市场空间巨大，可以说每一个儿童的"身后"价值百万。本书通过分析儿童看牙的心理弱点，设计儿童特色接诊流程，打造特色儿童诊室等一系列流程逐步揭开这层神秘的面纱，让你的门诊在接诊儿牙时处于不败之地，真正地做到"得儿牙者得天下"。我深信这本书必将成为儿童齿科运营的一个里程碑，它为未来几年儿童齿科的运营管理制定了一个新的标准。

王涵

瑞鲨口腔双井店院长

随着众多投资进入口腔产业，造成了门诊竞争加剧、利润下降、同质化严重等众多问题。而儿童口腔这一蓝海中的蓝海，以精准的定位、目标的细分，引领了又一波投资热潮。

建议大家好好思索"工匠精神"和"利他"两组词。当下是体验为王的年代，做好儿牙，必须具备工匠精神，而世界上最好的商业模式只有两个字——利他，当做到极致，大家的成功将会水到渠成。

葛强老师以丰富的阅历经验和卓越的拓新归纳能力，诠释了当下做好儿童口腔的必备要素及运作指引，从而让这本书成为照亮广大口腔从业者成功路上那盏指路明灯。

高峰

中国儿牙 541 模式缔造者

米加儿童口腔品牌创始人

儿童健康，从齿开始。儿童是祖国的未来，从牙牙学语到长大成人，整个生长发育过程中离不开咀嚼、吞咽、呼吸、睡眠、语音等基本生理活动，而这些都跟孩子们的口腔颌面系统有密切联系。儿童口腔不是只有牙齿那么简单，无论龋齿还是错殆畸形，都会极大影响孩子的健康成长！不管作为家长还是口腔医疗从业者，都有责任和义务带给孩子们一个健康成长的童年！一切为了孩子，为了一切孩子，为了孩子一切！

周于翔

iDSO 首席培训官

亚克幻灯片工作室创始人

第七章
打造特色口腔科普

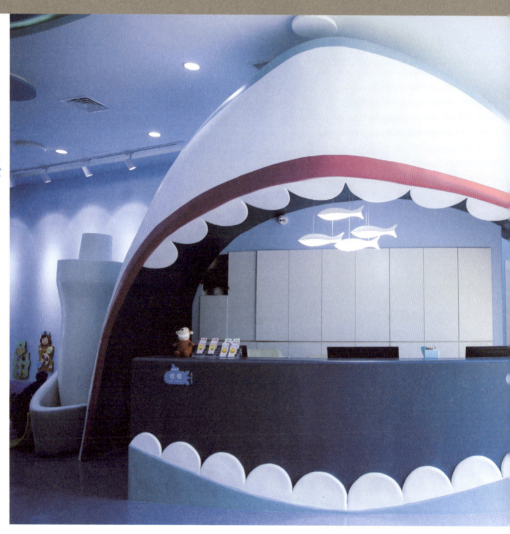

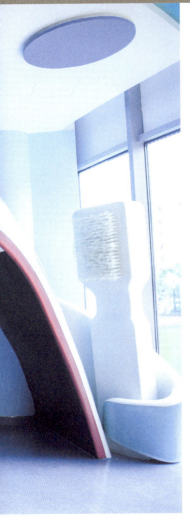

"小牙医"体验活动，从职业体验的角度可以让孩子充分了解口腔诊疗流程和保健知识。

■ 儿童口腔如何做好科普宣教

首先我们来做个名词解释，什么是科普宣教？

在笔者看来，这4个字每一个字都代表了一个特征。

科=科学，就是要用科学的方法来解释口腔这门科学。

普=普及，就是用最普通的方式让普通大众都能听明白。

宣=宣传，就是要用不同的方式让大家都知道。

教=教育，不仅要知道而且要明白并且要改变行为。

首先我们来讲讲科这个字。所谓的科，其实就是科学。

儿童口腔的科学，要分两部分来讲。

第一要普及科学，如何普及口腔知识呢？一般口腔门诊都会采用一些传统的方式。

比如，在自己的微信公众号，会将一些口腔相关的文章进行发表。

在自己的网站，把口腔知识与口腔项目进行融合，引导患者消费。

还有的在一些对外宣传的单页上，会刊登一些关

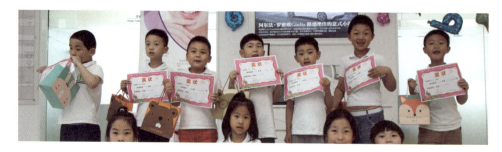

于口腔保健的知识对患者进行普及。

第二要用科学的方式方法普及科学。

什么是科学的方法，就是利用患者容易接受的心理进行普及。

大家最常见的小小牙医活动，把口腔知识通过体验的形式进行科学普及。

还有很多儿童口腔举办的口腔保健绘画大赛。通过绘画的形式让小朋友关注到口腔的健康，并且能够进行习惯的改进，对全家口腔知识的提升有很大的帮助。

现在有很多的口腔门诊都在举办刷牙比赛。通过娱乐的方式，让小朋友在竞争的氛围中养成对口腔知识的关注，用比赛的形式，提升小朋友刷牙的积极性。

相对于第一种方法，第二种方法的参与性和积极性都会很高。所以笔者建议，对口腔知识进行普及，我们要采用更科学的方式，也就是患者更容易接受的方式。

儿童口腔科普中心主要分为两大部分，第一部分是儿童口腔常见疾病的介绍，同时配备口腔保健的小册子和视频进行文字与视频上的宣教。另外，设有儿童口腔检查区和儿童体验区，可以满足不同年龄段孩子们不同的口腔体验需求。

活动形式的科普，就是从心理疏导的层面让孩子消除恐惧、爱上看牙，养成看牙好习惯，并且改变孩子的不良刷牙习惯，可以让小朋友终身受益。

■ 活动营销成功应具备的条件

活动营销是指企业通过介入重大的社会活动或整合有效的资源策划大型活动而迅速提高企业及其品牌知名度、美誉度和影响力，促进产品销售的一种营销方式。活动营销是围绕活动而展开的营销，以活动为载体，使企业获得品牌的提升或是销量的增长。

小牙医活动其实只是活动营销的一个缩影。如果口腔门诊真的要开展活动营销，我们需要先来了解一下，活动营销的几个重要环节。

最好的营销一定是基于人性的，那么儿童口腔活动营销意义何在？

1. 吸引更多的孩子参与

活动的目的就是期望通过一种患者喜欢的方式，吸引到更多的人参与。因此，活动营销的目的就是期望能够通过不同的活动形式，可以让更多的患者参与。儿童口腔的活动营销，不管是小牙医还是其他的线下活动，都是期望更多的客户参与。

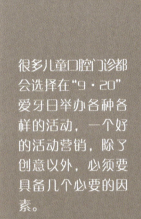

很多儿童口腔门诊都会选择在"9·20"爱牙日举办各种各样的活动，一个好的活动营销，除了创意以外，必须要具备几个必要的因素。

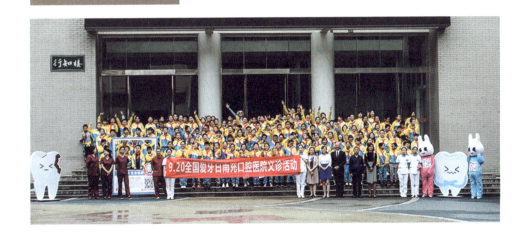

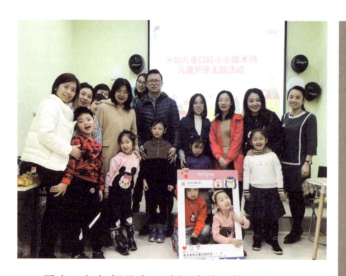

那么，如何把儿童口腔门诊的品牌让患者所认同呢？我们其实可以将品牌核心价值融入活动营销的主题里面，让患者接触活动营销时，自然而然地受到品牌核心价值的感染，并引起患者的情感共鸣，进而提升品牌的影响力。

2. 通过孩子影响父母的口腔认知

儿童口腔活动营销的目的，就是让小朋友能够尽早接受口腔知识，并且通过观念的改变而改变行为，这样就可以提升口腔的保健意识。活动营销就是为患者和口腔门诊之间的互动，打造一个吸引患者参与并让患者关注的平台，从而影响患者并让患者了解口腔诊所。如果整个活动的流程细节操作完美、患者体验良好，更能够提升患者对口腔门诊的美誉度，进而就能提升患者的忠诚度。

3. 打造不同的销售场景

场景营销其实也是触点营销中一个重要的触点，通过活动的形式，打造一个特定的场景，可以让患者

一个好的活动营销不仅能够吸引患者的注意力，也能够传递出品牌的核心价值，进而提升品牌的影响力。

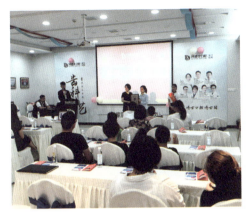

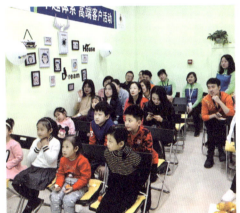

儿童口腔的健康，是全家人的关注焦点。在儿童口腔门诊中，经常能看到的就是，一个孩子看牙，全家总动员。图为MRC公司联合牙博士吴江机构做的MRC厂家活动日，主旨就是通过一些不同的活动形式，让孩子的父母能够意识到孩子的口腔健康对孩子一生带来的影响。

儿童口腔不同形式的活动，都是在打造不同的场景，让小朋友通过简单的方式融入诊所的氛围中。

在这个特定的场景中能够接受口腔门诊传递的信息。因此，活动营销的不同形式，就是在不同的消费场景，向患者传递不同的销售信息。

活动营销从本质意义来说可以折合为活动和营销。就是为了让更多的人来参与，而营销就是为了让更多的人主动推广宣传。所以一场有创意的活动不仅是为了保障活动有更多的人来参与，更多的是，活动做完了，要达到企业营销的目的。

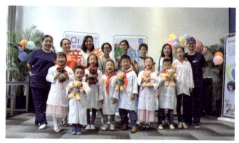

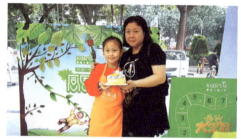

活动作为一个最重要的触点，就是要通过活动和患者建立起更紧密的关系。

在感恩节，我们可以通过感恩树来表达自己对父母的感恩之情，让孩子学会感恩，很多的口腔门诊都会用这个活动来进行营销。

■ 如何做有创意的活动营销

前面讲过活动营销的定义，以及活动营销应该具有的特征，现在我们来说一说儿童口腔门诊如何做一场有创意的活动营销。

不管是线上的活动还是线下的活动，我们都期望通过活动为口腔门诊带流量。在每一次做活动以前，我们都会召集活动的相关人员组织开会，我们会就如何把控活动的环节和一些重点的地方再三强调，我们会尽可能让每一次的儿童口腔的科普活动做得有特色、有创意，其实好的活动营销总是有技巧和有规律可循的。

1. 活动一定要具有一定的时效性

时效性可以通过两点来讲。

第一点就是每年的节日。儿童口腔门诊都需要把当年重要的节日标注出来，然后做一些相对应的活动

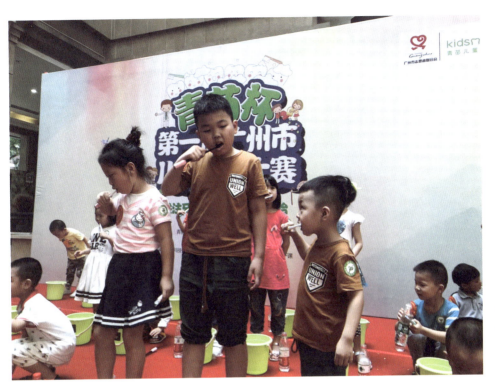

刷牙比赛就是利用孩子游戏化的活动营销，把口腔知识融入活动中，让孩子亲自动手参与。这样的活动不仅孩子乐于参与，而且会起到非常好的科普宣教的效果。

营销。

第二点就是当年当月的热点。这个需要根据不同的热点来进行宣传。

相比之下，每年常规的感恩节、圣诞节之类的活动会让孩子的父母更容易记忆深刻，因为家长在情感上得到了满足。虽然蹭热点也是一种很好的营销方式，但其实很多的口腔门诊也只是"剐蹭"，也就是跟热点的结合度不够快、不够细、不够深，达不到活动带动营销的目的。

2. 活动一定要游戏化

爱玩是孩子的天性，爱玩也是人的本性。现在我们很多的家长也都是长不大的孩子，如果我们的活动

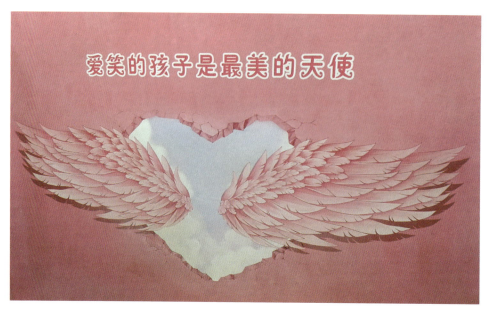

爱笑的孩子是最美的天使

营销能够用游戏的方式让家长和孩子参与到口腔的科普活动中，对口腔科普宣教能起到举一反三的效果。

游戏是一种集体活动，需要的是两人或者多人参与。只有群体共同参与一件事情的时候，这样才能起到活动营销的目的和意义。

通过刷牙比赛能让孩子对于刷牙的方式方法有所改进，图形的结果可以直观地看到不足。最关键的是，口腔知识已经在活动和行为的改变中潜移默化地做了科普。

游戏的目的就是为了让患者上瘾，尤其是孩子，上瘾就会喜爱，喜爱就会欲罢不能，欲罢不能就会产生情感寄托，有了情感寄托，在需要的时候，就会优先选择。

如何设置一个有意思的游戏，让用户都参与进来，这个是所有做儿童口腔门诊都需要考虑的问题。

儿童口腔通过简单的网红墙就达到与小朋友距离的拉近，和小朋友有良好的互动效果。

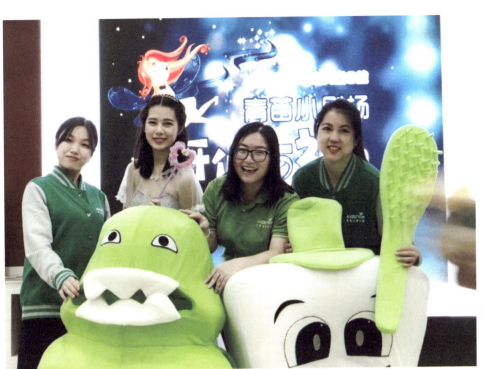

213

小牙医活动不一定
非要在口腔门诊，
也可以在不同的培
训机构，图为青苗
儿童口腔开展的牙
仙子的游戏。

尤其是也要带动父母的积极性。

3. 活动也要打造良好的体验环境

打造一个消费的场景，让用户在场景中进行消费
的体验，偶尔换一个体验场景，在不同的场景里不断
强化口腔门诊想传递的概念和理念。

场景化的体验，一定要利用这种场景变化的体验
带来便利性、舒适性或者趣味性。

让线下的儿童口腔检查，就是一种店内的治疗服
务，客户提前在店外进行体验。这类的活动就是将店
内才能做的一些口腔项目通过线下的场景进行体验。
这种体验活动的好处就是，能通过体验活动提前了解
小朋友的口腔问题，就口腔问题这个话题可以与孩子

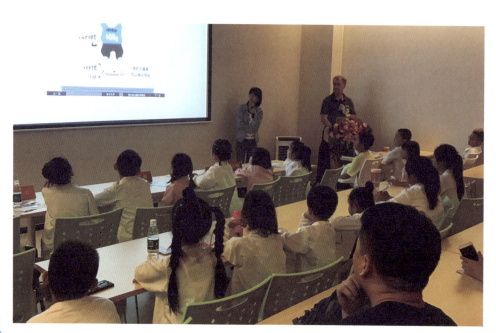

及家长进行针对性的沟通。

口腔检查这个活动已经是每个口腔门诊必备的一个活动形式，但是很多的口腔门诊只注重形式，没有执行好活动的细节和活动的把控，导致活动只能起到活动的目的，而不能达到营销的本质——销售。口腔检查是最简单的一种活动营销，如何与家长和小朋友在短暂的三五分钟的互动过程中占领先机，这对活动营销的组织者和策划者都是一个考验。

4. 活动形式一定要新颖

大家都想做儿童口腔的项目，但想到关于儿童的活动时，很多人都会想到小牙医。小牙医是一个最具代表性的活动营销。也可以说是活动营销的缩影。小牙医的活动流程把控得好坏，直接反映了一个诊所对于活动营销的组织策划能力。

而当大家都在做小牙医的时候，我们就出现了活

做一个特色鲜明的口腔诊所，用自己的特色让患者在脑海里定位口腔诊所。图为MRC公司联手深圳正夫口腔共同举办的小牙医科普宣教活动。

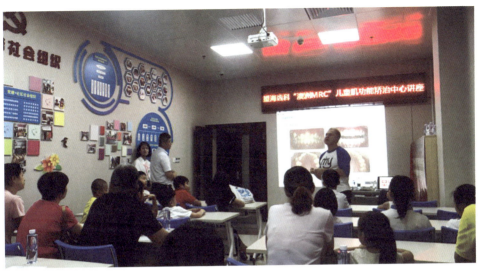

动营销的一个问题，都是一样的活动，根本体现不出特色。那儿童口腔，怎样才能策划一场有特色的活动营销呢？其实我们只要稍微改变一下活动的主题，改变一下活动的表现形式，就可以让活动焕然不同，吸引人。

儿童口腔的活动，最主要的目的就是要孩子和家长一起参与。因此，策划一个有特色的活动，可以保证活动的参与的积极性。

5. 活动要有自己的特色

每个活动一定要凸显出自己的特色。现在的口腔门诊外出做活动，特色并不突出，只知道是一个口腔诊所，他们家主要做什么的。有哪些优势我相信我们自己都不知道，或者说，自己都没有总结出来。当传递到患者脑海里的时候，就只知道是某某口腔，并不知道某某口腔种植厉害，或者矫正厉害。前面讲过，没有特色，所以患者不记得。那么我们活动营销的目的也就不可能达到。

通过不同的触点，可以让小朋友对牙齿有了更深的认识和了解。图为深圳望海口腔的MRC宣传日活动。

6. 异业合作多玩跨界

儿童口腔有一个最主要的客户群体来源，就是异业培训机构。那么如何做好异业合作，我们就需要跟不同的异业合作机构寻找不同的合作点。

异业合作机构由于自身具有很强的会员资源，所以针对儿童口腔门诊来讲，可以在资源整合方面要做到利益和心意共享。所以在营销推广方面，异业合作机构因为覆盖面广、获客成本低、受众精准等特点，越来越受到很多口腔机构的重视。

儿童口腔在合作方面，外语培训机构，就可以用外语来讲小牙医，既学习到了口腔知识，也学习到了外语。

美术培训机构，我们可以让小朋友把口腔保健意识通过绘画的形式表现出来，如此一来就可以把绘画和口腔相结合。

7. 挖掘客户内心最深处，一定要有情感共鸣

送礼品为什么没人愿意要，做活动为什么没有结果，都是因为没有附加情感。一个简单的小礼物，如果是孩子送的，我相信每个父母都会精心保存，不是价格的问题，而是这个里面包含了孩子的情感。做活动也要一样，如果我们能做一个有情感的活动，我相信你客户的忠诚度会更好，转化效果更好！

一个有创意的活动营销，不仅能为口腔门诊带来流量，形成裂变，而且随着活动产品化，逐渐演变成产品活动化，这样就能产生巨大的商业价值。

很多的活动营销都在做节日营销，而真正打动父母的营销，那就是孩子通过在机构的影响下，长大了、懂事了。这个对于父母来讲，是最大的欣慰。

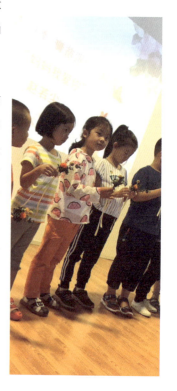

《小牙医活动 "100" 问》

　　各位儿童口腔的朋友们，我相信大家都开展过小牙医活动，但是大家做小牙医活动策划的时候，有没有想过以下问题：

为什么别人总在搞同样的小牙医活动？
为什么别人小牙医活动搞得有声有色？
为什么别人小牙医活动到店率那么高？
为什么别人小牙医活动转化率那么高？
为什么别人小牙医活动那么多人参与？
为什么别人小牙医能有那么多人宣传？
为什么别人小牙医活动很多机构合作？
为什么别人小牙医活动现场那么配合？
为什么别人小牙医活动人员调配得开？
为什么别人小牙医活动大家积极性高？

（扫码即可获得一节小牙医活动 "100" 问线上课程）

■ 十大方式让孩子不惧怕看牙

孩子因为从小打针就医的原因，从小产生了对医生和医院的恐惧，所以，如何让小朋友不再因为心理恐惧而惧怕看牙，能有很好的依从性，这个是现在很多做儿童口腔的医生朋友都在研究的问题。

其实，儿童就诊的依从性是有源头的，我们首先需要从儿童的家长入手，其实归根结底很大的一部分原因是家里的教育方式不当。所以，我们如果想让孩子有很好的依从性，我们要做的第一件事就是，让孩子不再因为家里的教育方式不得当而再惧怕看病，包括看牙。

当孩子生病的时候，最需要的就是家长的呵护，这样一来，孩子才能忘记身体的不舒服和焦虑情绪，但这时候，如果我们把他带到一个陌生的环境，孩子因为惧怕而不想去，再加上陌生的医生、陌生的护士、医院的环境、医生护士的动作及语言不符合孩子的标准，这样一来，便很容易产生强烈的排斥情绪。

那么究竟应该怎么做，才能让孩子不抵触去看牙（看病），并能有很好的依从性呢？

218

父母是孩子口腔健康的第一责任人，孩子如何不惧怕看牙，最关键不是医生，而是孩子的父母。我们要从一开始就让孩子对看牙这个常规性的医疗行为有一个最正常的认识。

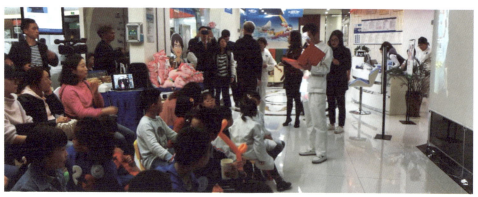

（图为昆明拜博集团举办的 MRC 活动日，就是为了让孩子从小对口腔有个全新的认识）

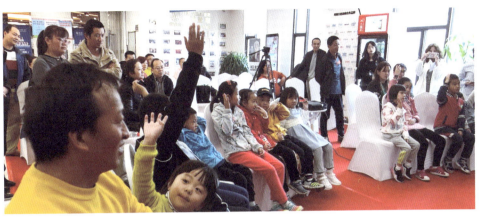

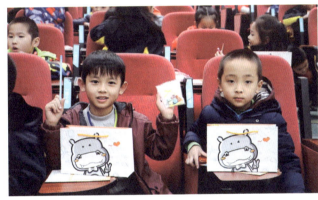

家庭对孩子健康的心理成长起到至关重要的作用。对于看牙，我们要用最正确的方式去引导孩子，然后影响家长的口腔意识。

第一，父母不要总用去医院吓唬孩子

相信很多小朋友在小的时候，一旦不听话，父母就会用去医院打针吓唬，现在还会有很多这样的父母，为了让孩子能够安静一会儿，用孩子最惧怕的事情去吓唬孩子，这样的做法只会让孩子更惧怕去医院。

正是因为有很多的小朋友从小因为惧怕打针而留下心理恐惧，所以，一旦用这个方法再吓唬孩子，只能让孩子更加惧怕去医院。也正因为如此，所以也会有很多的小朋友惧怕看牙。

孩子可以哄，但一定不能骗。家长要做到真正了解孩子的内心，换位思考，与孩子做朋友。

因此，在这里郑重建议家长们，不要在生活中为了让小朋友停止哭闹，而用去医院打针的语言吓唬孩子，这样虽然孩子一时听话，但是在孩子的心理会永久留下一个惧怕医生的心理恐惧。

现在很多儿童读物里面有教孩子要勇敢不怕打针、不怕看医生、不怕吃药的故事以及游戏，平时要注意给孩子讲一些这方面的故事，慢慢地孩子就会克服怕看医生的心态。

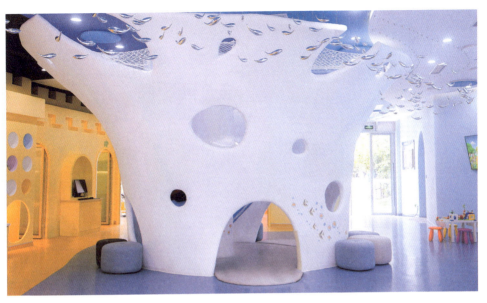

第二，不要欺骗孩子去看病或看牙

经常会有很多家长为了让小朋友能够配合去医院或者看牙，会哄骗小朋友说带他去玩或者吃好吃的，然后把小朋友带到了医院或者口腔门诊。导致的结果就是，孩子在门口死活不进来，家长在口腔门诊门口与孩子在拉锯战。

这种方式虽然有可能目的达到了，但是这样做会失去孩子对家长的信任，因为孩子对家长有很强的信任感，如此一两次以后，孩子对家长的戒备心理会越来越严重，甚至家长即便是真的要带小朋友去玩，小朋友也会从心里开始设防，这样对小朋友的心理成长会非常的有影响。甚至于长大了以后，小朋友会对其他人产生怀疑，什么都不相信的严重后果。

陪孩子看病，是每个父母最难忘也是最痛苦的经历。看病的体验，决定了患者对于这个医疗机构的评价。图为上海沐良诚口腔举办的MRC活动日，孩子与家长和诊所的医护都喜笑颜开，在轻松愉快的活动中学到口腔知识，并对口腔门诊有良好的体验感。

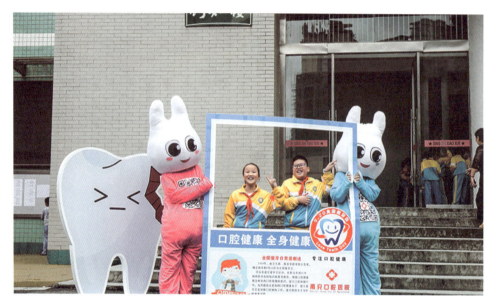

第三，如果看牙可以找服务较好的口腔门诊

相对于笔者80后这一批的同龄人，相信很多人童年都有很多不愉快的就医经历。那个时候普遍的服务水平不高，也没有现在这么好的环境和设施，所以当时只是就病治病，不会考虑到孩子的心理承受能力。

根据心理学家的研究，小时候就医时发生不愉快的经历，对孩子造成挥之不去的噩梦，甚至于会一直影响到成人。所以孩子只要一想到要去医院看医生，就会很惧怕。比如我们前面讲到的孩子为什么会惧怕看牙，孩子不是惧怕牙医，他是惧怕医生，其实也不是惧怕医生，他惧怕的是看到医生以后带来的身体的疼痛。

牙科恐惧症更多的原因，其实是因为对于陌生环境的惧怕。对于孩子来讲，陌生感其实是最难也是最容易克服的。

在学校采用口腔检查的活动形式，也可以采用游戏体验的方式，让孩子在开心玩乐的同时，了解到自己牙齿的情况，并因此对口腔门诊不会有陌生感。

传统医院的就诊环境和就诊经历，对于小朋友的心理会造成极大的恐惧，会为小朋友以后的看牙造成很大的心理负担，当然也会增加看牙的恐惧。

为了改变孩子对就诊看病的恐惧，除了一开始不在语言恐吓威胁之外，还可以选择一些整体服务态度更好的医院。通过良好的就诊环境、良好的沟通及行为引导，可以让小朋友心理不再恐惧。

第四，在就诊之前可以做一些相关的游戏体验，让小朋友提前了解

相信很多父母都带孩子参加过职业体验，孩子从小就可以体验当警察、当主持人等职业体验游戏，而这一类体验游戏就是为了让小朋友能够更好地了解和熟悉这个职业。

所以笔者建议，在孩子去医院就诊之前，可以通过游戏的方式让小朋友先体验，并参与其中。比如各个口腔门诊都在做的"小小牙医"职业体验活动，就是要通过游戏的方式和角色扮演，让小朋友从游戏中先了解牙齿的情况，知道学习如何准确刷牙，知道什么东西容易产生龋齿，这样小朋友可以对看牙的事情提前有个了解，等到真正看牙的时候，并不会惧怕。

为惧怕打针而不愿意去的情况比较普遍。可以通过游戏或者体验类的活动，告诉小朋友去医院的目的是为了身体健康，而让小朋友忽略惧怕的心理。

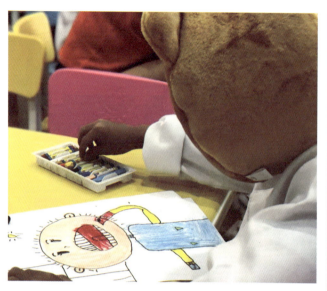

224

第五，就诊时要关注孩子的情绪，转移孩子注意力

前面讲过，孩子因为惧怕看牙，所以现在专业的儿童口腔门诊，采用游戏化看牙的方式，让很多的小朋友快速融入场景中，转移了孩子的注意力。因为打造的场景，转移了孩子的注意力，让小朋友忘却看病的恐惧心理。

如果在就诊的时候，我们可以让孩子带上他喜欢的玩具，或者在门诊放置了他喜欢的玩具，或者在医院门诊等待的时候，播放一些孩子喜欢的动画片，适当地用孩子喜欢的玩具作为引导，都可以转移孩子的注意力，让孩子忘却了看牙的恐惧，并有很好的依从性，能配合医生诊治，免得只是消极地抵触和哭闹。

想要孩子放松，就要让孩子快速融入陌生的就诊环境，每次孩子跟医生亲密接触的时候，家长可以指着医生桌上的东西给他介绍："宝贝看，这是看牙的

儿童口腔门诊不能为看牙而看牙，看牙只是我们的治疗手段，儿童口腔门诊的目的是让孩子从小树立良好的口腔保健知识。图为福州科尔儿童口腔在口腔门诊举办的绘画活动。

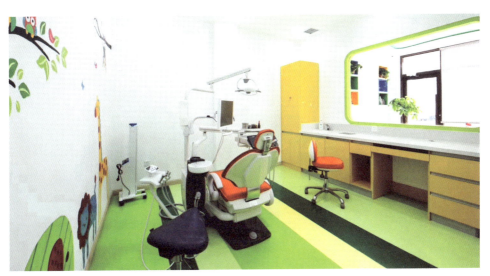

小镜子，可以看到你的牙齿是不是有小虫子·····"因为小朋友年龄小，比较好哄，用这些他原本熟悉的东西去引导或者用他感兴趣的东西吸引他，让他感到亲切，消除他对环境的陌生感，以减少惧怕。

第六，在见到医生之前做好心理铺垫

一般的医院或者口腔门诊，都是按照成人的思维运营，在儿童进入诊室之前，没有人给小朋友做好就诊的心理辅导，所以在更多的时候都期望孩子进入诊室让医生来哄孩子，其实这样做是本末倒置了。

准确地说应该是孩子从进入诊室那一刻起，我们就应该关心孩子是否有足够的依从性。这样，从前台到护士，再到咨询，几个不同的人员都要通过不同的方式、不同的时间、不同程度和小朋友进行接触。这个接触除了要探寻家长的口腔意识和深度需求以外，最主要就是让小朋友快速融入医院的环境，并且放松，这样才能保障以后会有很好的依从性。

第一次或者说第二次都不一定要治疗，可以先从孩子熟悉医生、熟悉环境做起，做儿童口腔，一定要学会循序渐进。

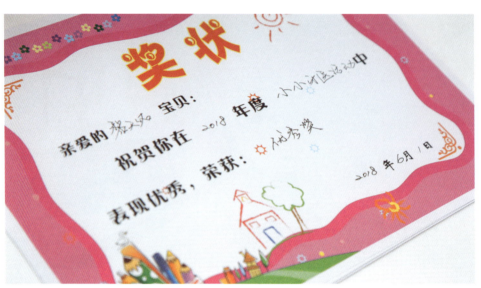

奖励是对孩子最大的鼓励，但是如何奖励，如何利用孩子的好奇心、上进心、自尊心，根据不同的孩子设置不同的正确奖励。

第七，让身边的孩子做一个好榜样，让自己也成为榜样

大部分小朋友是惧怕和恐惧就诊的，但是毕竟还有很多的小朋友不惧怕，所以在带自己家孩子就诊的时候，可以带上身边年龄较大的小朋友，或者在就诊的时候，有同龄的孩子就诊，就可以用同龄的孩子作为榜样标准，给自己的孩子做个对比参照，让小朋友自己有很好的学习参照模样。

一般的孩子在学习生活中，当他看到其他同龄孩子比较优秀时，通常会产生一种敬佩之情，有的还会暗暗与自己对照。因此，这个时候，如果家长能抓住机会，对孩子及时进行正确的引导，那么，这个榜样就可能在孩子身上产生积极的力量。

当然，如果自己家的孩子做得不错，能够适当地鼓励，并且进行相应的引导，这样孩子对于就诊逐渐熟悉以后，就不会再有恐惧心理。

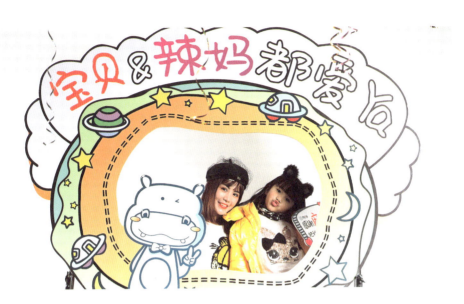

第八，多参加一些关于口腔的科普宣教活动

随着家庭生活水平的不断提高，家长对儿童口腔的状况越来越重视，口腔保健意识越来越强烈，很多口腔门诊为了让家长对自己家孩子口腔的健康状况有所了解，经常会举办一些科普宣教活动。类似的活动家长一定要带孩子多多参加。可以让孩子通过科普宣教的活动，对于自己的口腔情况有所了解，为以后口腔治疗做良好的铺垫。

每次治疗不仅只是遵医嘱，还可以让孩子参与到自己口腔问题的治疗中去，因为这样可以让医患之间达成对口腔问题的共识。科普宣教的工作并不一定要在会场才能做，科普宣教是点滴的工作积累，我们口腔工作人员，要学会随时随地，不论场合，只要有机会，就要强调儿童口腔健康的重要性。

儿童口腔门诊应该建议家长在孩子到店之前，做一些心理的建设和铺垫，比如经常讲一些牙医的故事，经常看一些小朋友爱护牙齿的视频，通过一些潜移默化的动画、故事等方式，让小朋友对自己的牙齿和口腔问题有一些初步的概念，等到真有口腔问题的时候，也便于和小朋友沟通。

儿童口腔场景化的塑造，就是为了让孩子在独特的场景里，忘却惧怕看牙。

第九，要采用最合适的沟通方式

儿童来到口腔门诊一般有两种方式：威逼和利诱。

威逼的方式：为了让小朋友能够听话，乖乖去医院，父母就用自身的权威性来威胁孩子，比如，如果你不乖乖去看牙，我以后就不再给你买冰激凌。

对于很多的小朋友来说，冰激凌、棒棒糖都是非常有诱惑力的，为了以后能吃到冰激凌，最后，只能听从父母的安排，乖乖地去看牙。

利诱的方式：很多的父母在带孩子看牙的时候，经常性地会拿一些诱惑力的条件跟小朋友谈判，并诱惑。比如，如果你乖乖去看牙，我就给你买冰激凌。

很多的小朋友一听到冰激凌或者棒棒糖，都会抵不住诱惑。要不就是只要你乖乖去看牙，带你去买你喜欢的玩具等。这些有诱惑力的条件小朋友一般都是抵抗不了的，最终只能被父母哄骗到诊所。

其实不管是威逼还是利诱，这两种方式，笔者都认为不可取，毕竟都只是为了达到去口腔门诊的一个单纯的目的。就是这种单纯的目的，导致了儿童在到口腔门诊之前，对于口腔门诊的概念是模糊的，没有好感的。

不管什么样的事情，只要孩子不愿意，我们都要与孩子进行深度沟通，用心去聆听孩子的真实想法。

当然了，另外，我们也可以建议家长，在带孩子来门诊看牙的时候，给乖乖就诊的孩子一点小奖励。虽说奖励不是一个太好的习惯，但对生病的孩子却是个例外，这可以帮助孩子克服恐惧，激发配合治疗的勇气。同样，给结束治疗的孩子一点奖励，也有助于消除他们对医院的抵触情绪。

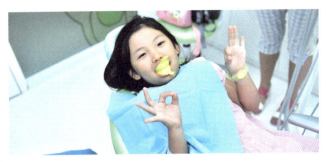

孩子是孩子最好的榜样，我们可以让孩子去看自己的哥哥姐姐如何做日常的口腔治疗，让孩子看到其实看牙不是一件恐怖的事情，更可以增强哥哥姐姐的自豪感。

第十，孩子应该由最熟悉的人带去就诊

如果要去一个陌生的环境，小朋友因为身处陌生的环境，再加上陌生的医生护士，这样会让小朋友心理产生恐惧感。然而，此时小朋友因为身体生病，更会缺乏安全感。

所以，从心理学的角度来讲，此时带孩子去医院就诊最好由孩子最信赖并且最熟悉的人来做，这样会让孩子感觉到有安全感，而且会让孩子内心有依赖感。这样自然能降低孩子就诊时惧怕的心理恐惧。

所谓的哄，就是要关心孩子的真实感受，他已经病了，身体上已经很难受了，我们就应该在精神上更多地关心他们，而每次去看病之前就应该给能听懂话的宝宝讲清楚为什么去看病，宝宝应该怎样做才是乖孩子。当他不配合，甚至哭闹的时候，作为妈妈更不能因为自己的面子而训斥他，而是要轻声地安慰他，哪怕他不听，也要耐心地给他讲，夸他勇敢。

父母可以在上医院前与孩子先沟通解释，例如："等下去让哥哥帮你看看你的小牙，一会就好了。宝宝可以跟医生说牙齿哪里不舒服，然后让医生叔叔帮你捉到牙齿里的小虫子。"或是请有经验的哥哥姐姐做经验分享，都可以减少小朋友不肯上医院及哭闹的可能。

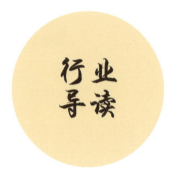

行业导读

当你让孩子爱上看牙，你收获的是整个家庭；

当你让孩子学会护牙，你改变的是整个民族。

如果你学会了管理儿童，儿童学会了管理牙齿，你真的做了一件功德千秋的事情。

吴斌

首都医科大学附属北京潞河医院 口腔科

这是一部告诉你如何做好儿童口腔项目思考的"宝典"。从硬件、软件等多维度告诉大家做好儿牙项目需要建立的思维模型。做任何事情，只有想清楚、想明白，行动计划才会有效率。本书会告诉读者如何抓住儿童口腔的痛点，逐一分析并给出建议方案，让正在或准备做儿童口腔门诊的同仁在儿牙项目这个茫茫的蓝海中看到希望的灯塔。

房飞
罗慕华西区销售总监
曾任青苗儿童口腔大区经理

当前场景化的儿童齿科，解决了中国式家庭亲子互动和儿童齿科的双重需要，葛强老师以场景化为切入点，提供儿童齿科的运营思维，已经走在行业市场的前沿。本书用通俗易懂的解说，不仅能让大家从全局了解儿童齿科的运营，还在营销方面也提供较多案例，非常值得大家学习。

张文明
杭州品凯口腔连锁创始人兼CEO

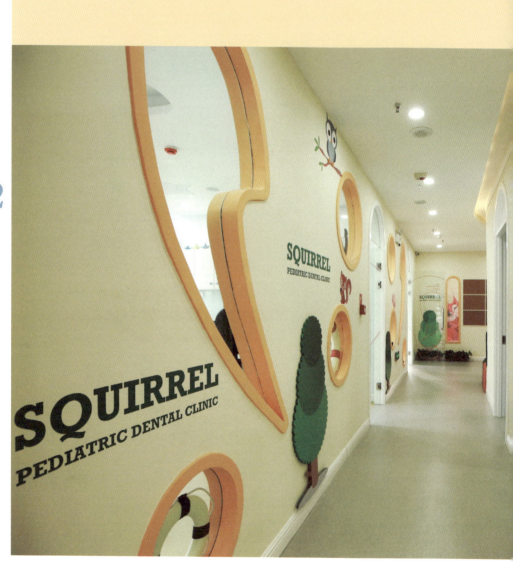

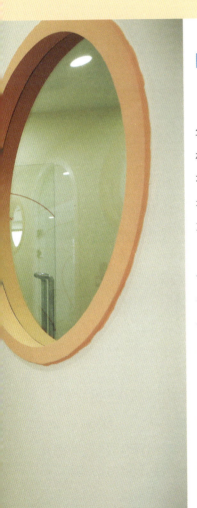

第八章
场景化是儿童口腔新方向

■ 用场景化打造儿童口腔特色

在如今这个竞争激烈的商业环境下，尤其是近几年的口腔行业，同质化竞争非常严重。全国都在打价格战，你便宜，我比你更便宜，可以说没有最便宜只有更便宜。针对如此紧张的市场形势，儿童口腔作为行业里一个新的蓝海，我们如何一开始就能保持领先不被低价低质的恶性市场竞争给击垮呢？

随着现在中国经济水平的提高，患者的消费能力也在不断提高，患者对消费场所的要求也不断提升，每个人外出消费的时候，都会选择符合自身定位和身份的消费场所。尤其是当父母给孩子选择做口腔治疗的时候，会比自己选择口腔诊所的要求还高。

儿童口腔门诊和普通口腔门诊最大的区别在于，父母为孩子选择一个喜欢的口腔诊所是所有家长消费前首要考虑的问题。

笔者觉得，儿童口腔需要解决客户的根本问题，而这个需求是要分开两个层面来看的。一方面从大人的角度来看，儿童口腔的门诊需要符合大人的审美标准和批判。另外一个方面，从儿童的角度来讲，我们

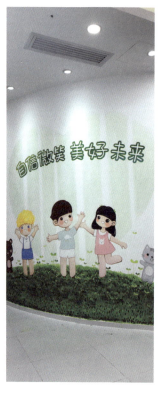

234

需要打造一个小朋友真心喜欢的儿童口腔门诊。

所谓的场景化营销，就是通过患者的体验进行消费，最核心的本质就在于是否能为患者带来高附加值的感受，这也是很多行业解决客户快速消费的一个行之有效的方法。在儿童口腔，我们就可以把场景化营销充分应用。

笔者在儿童口腔门诊工作的时候，曾经亲眼看到过很多次，有很多的小朋友在口腔诊所门口，家长怎么拽都拽不进门，要不就是在家长的怀里抱着哇哇大哭。这些都是因为孩子惧怕看牙而导致的吗？

想做好儿童口腔，我们就要潜下心来，真正地研究患者的消费行为，不只是家长，更重要的是要考虑孩子的感受，我们要对患者的消费动机做明确的引导和管理。应该在孩子进口腔门诊之前，就给孩子树立一个正确的看牙认知，这样才不会导致上述的现象出现，而很多的口腔门诊都没有意识到这个问题。

场景化营销是笔者一直提倡的，门诊的场景化其实只是触点营销中的一个触点，如何利用好与患者接触的每一个触点，把消费的场所打造成一个患者从视觉上到心理上都非常愉悦和开心的场所，应该是每个做儿童口腔门诊应该具体思考的问题。

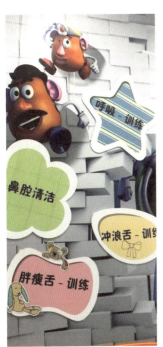

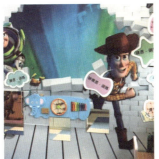

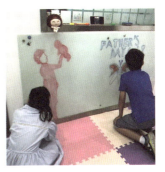

作为一个口腔为主的服务类型企业，对于小孩子来说，我们提供的是一种全新的、新兴的服务项目，因为小朋友对口腔医疗的治疗项目有很强的抗拒，所以在儿童场景的体验上，我们要塑造一个符合小朋友审美需求的儿童口腔消费场所。

在这个时代，有很多网红打卡地，这些都是消费场景符合患者的消费心理。患者其实更愿意为体验、环境、情感和服务买单。就像我们吃饭，我们会去一个符合我们身份档次的餐厅，而这个餐厅不管是服务还是体验都会是一个完美的体验，在这一点上，大人小孩都不会例外。

口腔门诊真正要打造自己的核心竞争力，场景化就要成为区隔竞争对手的有效手段。看上去不一样，体验更会不一样，这个就是在同质化的行业里，一个有效迎合市场消费的重要手段。患者永远都只相信自己看到的和自己感受到的。而这就是患者衡量这个服务场所体验是否满意的一个重要标志。

235

符合患者的消费心理是这个时代场景化打造的一个非常重要的点。左侧两图为上海牙乐口腔门诊专为小朋友设置的MRC场景，右图为小朋友在等待区域画画。

大家会发现，现在身边的商场或者购物中心，越来越重视儿童家庭的消费了，因此有很多的商业都开辟和孩子相关的项目。比如游乐场、培训机构等，笔者曾经工作过的一个商场，五楼吃饭的地方满满都是人，而四楼以下的柜台，人都非常少。最多的人还是六楼的培训机构。周末经常过道都走不开。现在所有的商场都期望开展与儿童有相关的项目，从而可以带动整个家庭的人流消费。

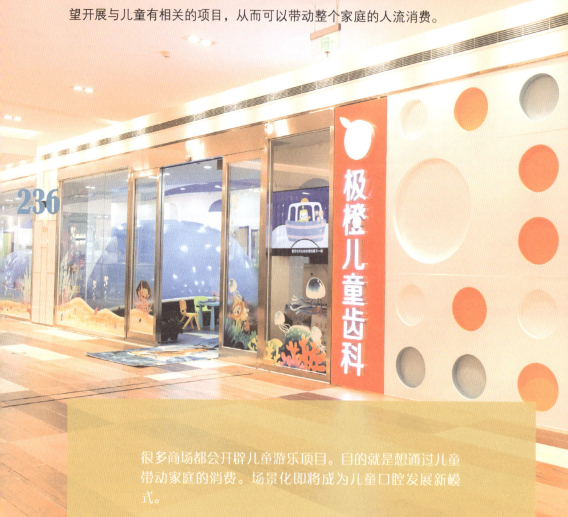

236

很多商场都会开辟儿童游乐项目。目的就是想通过儿童带动家庭的消费。场景化即将成为儿童口腔发展新模式。

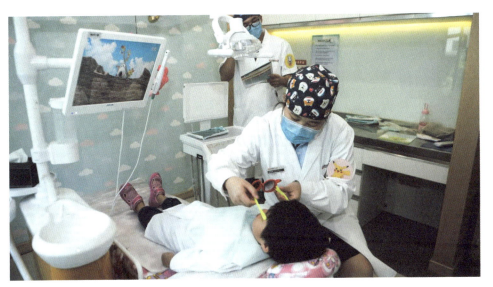

用场景化打造孩子完美看牙体验

1. 如何让孩子主动看牙

儿童口腔和商场一样，场景化营销可以提升客流，更主要的是可以让小朋友开心看牙，延长家长在口腔诊所的消费时间，为口腔门诊创造更多的消费机会，这样就能为企业创造更多的利润。

自己走进诊室。很多的时候因为孩子年龄小惧怕，所以会由家长抱着进诊室，虽然我们进到了诊室这个环境，但是因为孩子惧怕所以还不会积极配合治疗。甚至有的在牙椅上长时间哭闹，一时半会也哄不住。如果一开始我们就拉着孩子的手，让孩子自己走进诊室，看似简单的动作，这其实也是对孩子看牙自信心的一种增强。

坐汽车进诊室。这个是在某视频软件看到的，个人觉得这个方法非常好。可以让小朋友选择一个自己喜欢的方式，进到诊室里，既有趣又好玩。我相信父母如果说带孩子看牙的时候，孩子会非常期待，因为孩子的关注点是，又可以开小汽车了。把看牙的这段路做成了一个孩子特别期待的过程。通过自己开车进

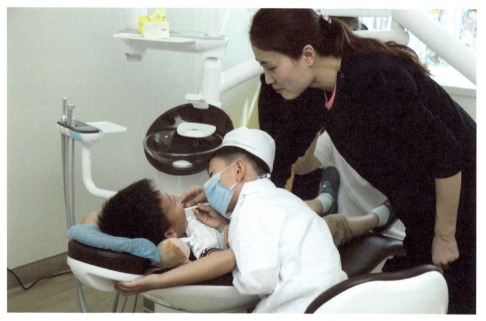

诊室，能让孩子减少对看牙的恐惧。

用飞船进诊室。医护人员让小朋友坐在小推车上，护士通过游戏的方式把小朋友推进诊室，边跑边说，飞船起飞喽！飞船下降啦！这样会让小朋友在口腔门诊的看牙体验显得格外好玩，这种体验是在别的医院体验不到的。这样跑进诊室的看牙方式，对孩子来说是一种新鲜刺激的感觉，可以忘却看牙的恐惧。

2. 如何让孩子愉快看牙

自己选择诊室。每个儿童口腔应该有不同的主题诊室，不同的诊室都布置了不同的场景，用不同主题的诊室可以吸引到不同的小朋友。这样我们就可以根据小朋友的喜好有针对性地沟通。

每个小朋友心中都有一个梦想，成为故事中的主角，在儿童口腔，我们可以帮助孩子实现这个愿望。

让孩子了解看牙的过程，让孩子勇于尝试，在过程中不断地鼓励孩子，让孩子的自信心慢慢树立。

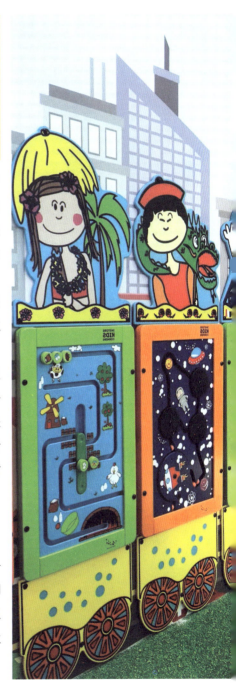

自己坐上牙椅。相比自己走进诊室，自己坐上牙椅是最后的一步。如果在诊室内能够自由行动，左窜右看，相对来讲，就不太会惧怕看牙。如果牙椅都是自己坐上去的，年龄小的都是自己爬上去的，那么孩子对于看牙的心理建设就会比较完善了。

每个小朋友都期望自己能够像大人一样勇敢坚强，除了鼓励以外，我们更多的是要给孩子独自完成事情的机会。

自己配合医生。我们鼓励孩子自己能够面对医生。因此，在和孩子的沟通交流过程中，我们都会争取孩子的意见。在牙椅上，我们在看牙之前，可以提前把步骤跟小朋友说好。比如，我们今天主要是看看的你的小牙齿是不是长虫子了，一会儿你只需要长大嘴巴，河马医生会用小镊子把虫子夹出来，就这么简单。

3. 如何让孩子喜欢看牙

可以认识更多的优秀小伙伴。每一次就诊的时候，我们可以建议小朋友可以带自己的好朋友或者同学一起来看牙，我们也可以通过组织不同的活动，让小朋友在儿童口腔的平台上，结交更多的朋友，这样可以形成一个具有口腔保健意识的群体，在这个群体中大家可以互相学习、相互鼓励。

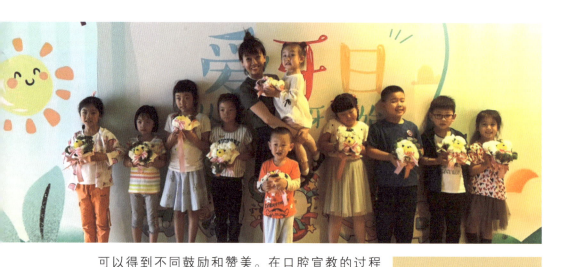

可以得到不同鼓励和赞美。在口腔宣教的过程中，我们可以设计一些小环节，让小朋友们都参与进来。比如，口腔知识问答，是否好好刷牙以竞赛的形式来区分积极性比较好的小朋友，从而树立一个正确的引导方向，可以给更多的小朋友树立榜样。

通过简单的荣誉排行榜，能够让更多的小朋友关注到荣誉和礼物上，而不是看牙的惧怕心理，这个是明显转移注意力的一种方式。

每次都会有不同奖励。很多小朋友在配合治疗以后，我们都可以给予一定的奖励，这个可以是语言上的表扬，也可以是行动上的鼓励，如果是相对比较复杂的，我们可以通过积分或者游戏币的形式，让小朋友自己对自己的行为以结果为导向，进行行为激励。

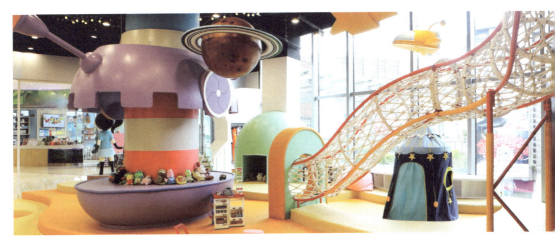

4. 如何让孩子爱上看牙

让孩子自己用行动来践行自己的承诺。

可以在店内多做一些活动。现在很多的口腔门诊地方都比较宽敞，预留了很多的活动区域，在周末的时候，其实不止小牙医一个活动可以举办，我们还可以跟不同的艺术教育培训机构一起来举办一些参与性更强的活动。

在不同的节日可以有针对性地做一些主题活动。儿童口腔应该像教育机构一样，我们除了要改变孩子的行为，更主要是通过行为的改变让孩子能够学习和懂得更多的社会知识。很多的口腔门诊都会利用不同的节日主题，吸引更多的家庭来参与。

每个月可以举办一次会员的集体生日会。儿童口腔门诊的小朋友会定期做口腔检查，每个月的时候，儿童口腔门诊可以把当月过生日的孩子召集在一起，举办一次大的生日聚会。除了可以跟大家一起营造氛围之外，更主要的是，我们除了口腔之外，也要见证孩子人生的重要时刻。

241

孩子与父母一起做游戏、全家一起参与是亲子教育最好的一种方式，儿童口腔门诊参与到孩子家庭的生活场景中，这样的消费关系组带才会更牢固。

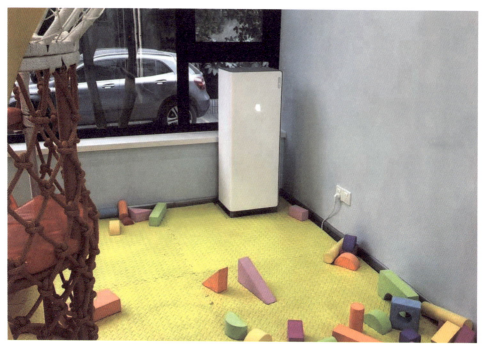

■ 儿童口腔如何场景化运营

为了能让客户有很好的体验，各个口腔门诊会从自己的角度来打造和布置环境，但是一定要记住一点，口腔门诊是否能真正地从儿童的角度出发，做好符合儿童这个群体需要的场景布置，这是十分关键的问题所在。

从笔者在全国各个做儿童口腔项目的门店看到的情况，以口腔门店运营的角度来讲，所有的门店都在做一件事情，那就是想尽一切办法让客户进店。但是我们从来没有想过，患者基于什么原因进店的？其实有很多的患者有需求，但是只是在我们的店门前路过，没有选择我们。

儿童口腔的场景化是符合孩子审美观点的场景化，而不是大人角度的场景化，儿童口腔不能只考虑进店的小朋友，还要考虑为什么没进店？

为了想尽一切办法让符合自己定位的消费群体能够选择自己的店。不同的商家都会在自己家的招牌上做一些文章。设计特色的门店招牌，确实能吸引很多的患者进店咨询。

进店以后，想尽一切办法让客户在店内逗留的时间更长一点。吸引客户到店，并让客户有好的消费体验，这其实才是场景化营销的真谛。

作为小朋友父母的家长，从自己家孩子的角度想一想，如果屋外的空气质量PM2.5是100，而屋内经过空气净化的空气质量PM2.5是50。请问，作为一个负责任疼爱孩子的家长，你还会带你的孩子去屋外的游乐区吗？

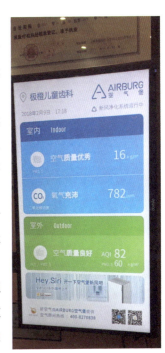

答案是肯定不会去的，每一个父母最关心的都是孩子的健康。这个儿童口腔门诊只做了一个小小的动作，却让更多的家长留在了门诊，而这正是达到了儿童口腔门诊的目的，口腔诊所就有更多的机会与客户沟通和互动，让客户对口腔门诊产生信赖感，把口腔诊所真正植入到患者的心里，最终达成销售的目的。

儿童口腔诊所的洗手区，不仅考虑到了大人的身高因素，而且也考虑到了孩子的身高因素，所以从一些简单的功能设计上都能让家长感到儿童口腔门诊的专业性。

口腔门诊还更要考虑孩子的安全性。尤其是口腔门诊有很多桌子等尖角物品，尖角处都已经贴上了防

儿童口腔门诊游乐区设置空气质量指数，就是为了让家长与小朋友在门诊待的时间更长。

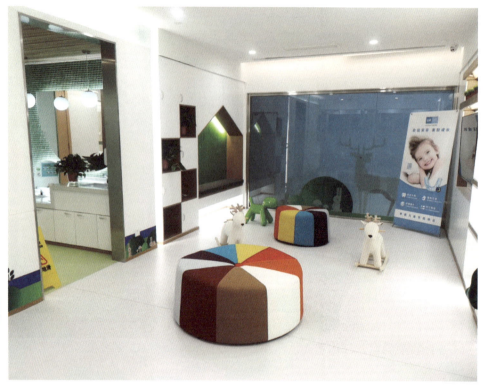

青苗儿童口腔不管是从色彩、装饰、用品等很多方面都充分考虑到了小朋友的特殊习惯。

撞角，这种撞角都是厚实柔软、韧性十足，且会自配双面胶，可牢固粘于桌面，能有效降低小朋友在走路或玩耍时意外被撞到所受到的伤害。

不仅是桌角，很多儿童口腔诊所的洗手区，每个转角都安装了防撞角。儿童口腔门诊的楼梯，在楼梯扶手上全面考虑到了大人和小朋友的身高，圆形双层的扶手设计，既顾忌大人的身高需要，也考虑儿童的身高需要。

正是这些个小小的动作，可以让更多的家长从非专业的角度看到的了一个专业的儿童口腔的用心，因为这个儿童口腔所有的配备都是为孩子准备的，家长想到的都想到了，家长想不到的儿童口腔门诊也都想到了。这个就足以让患者对儿童口腔门诊从非专业的角度上升到对专业的信赖。毕竟家长对于医疗的专业技术知识欠缺，只能从儿童口腔的一些非专业细节来体验。

这几个区域的设置，就是为了让小朋友通过玩耍、阅读、游戏这几个环节所塑造的环境，能够喜欢口腔诊所的氛围，熟悉口腔诊所的环境，不会再因为惧怕看牙，不愿意到口腔诊所，而不愿意治疗。

当然了，到了门诊以后，就得看口腔门诊的医护人员如何接诊了。孩子只要是在一个愉快放松的环境下，就会配合治疗。其实，很多门诊做得都很不错，除了外在环境的布置吸引，还有医护人员标准的微笑、动作、语气、语言、行为等各方面对孩子的治疗来进行引导。这些服务绝对是以后儿童口腔的独特竞争力。

如果家长能够注意到这些，这都是我们可以向家长讲的一个案例，这一个个案例都可以打动患者，让孩子的父母会从心底里感受到儿童口腔门诊的专业。

从患者角度来看，这些都可以代表专业性。因为这些设置都是为了孩子更安全、更健康。

儿童口腔的专业性应是引导儿童口腔门诊的一个显著特征。就是通过一些技巧能快速让孩子适应门诊。

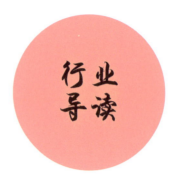

行业
导读

246

作为多年的儿童口腔医生，一直都很关注孩子口腔健康问题。国家卫健委最近发布的《健康口腔行动计划》提到，父母是孩子口腔健康的第一责任人，可见儿童口腔的问题和家长的意识息息相关。而如何让更多的父母都有正确的口腔意识呢？我们需要做大量的工作，让更多的儿牙医生提高自身素质，加入儿童口腔的事业中，通过不同的口腔科普宣教方式、灵活运用不同的手段，共同推动儿童口腔行业的蓬勃发展。

李远贵
同济大学硕士
副主任医师
重庆医科大学儿童医院口腔科副主任

儿童口腔项目一直是摆在口腔医疗机构前面的难题，食之无味，弃之可惜！随着儿童口腔新技术、新项目的不断涌现，使很多诊所越来越看重儿童口腔的发展，但是由于缺乏儿童口腔门诊运营经验，往往都是心有余而力不足！本书是一本操作性很强的运营宝典，值得每位儿牙运营管理者细细品读！

应伟峰
杭州博美医疗总经理
曾任某隐形矫正全国销售总监
国内某隐形矫正浙江大区经理
连续 3 年业绩全国第一

我们在做口腔运营策略的时候，儿童口腔是一个非常有差异化的病种，所以传播很快，可以快速成为区域第一，因为口腔门诊可以通过儿童口腔的诊疗绑定家庭成员。葛强老师多年聚焦儿童口腔，很多思想已经完全打穿，推荐做口腔运营的朋友们都来读一读。

崔洪志
上海微觉品牌策划有限公司 CEO

第九章
打造儿童口腔特色运营思维

■ 什么样的儿童口腔才有特色

1. 做孩子需要的儿童口腔

笔者曾经给很多门诊的儿童口腔项目做过咨询，当要求儿童口腔的区域必须旗帜鲜明地与传统的成人口腔在场景化有区别的时候，很多口腔门诊的负责人经常给我回复一句话：我觉这样可以了，或者说我觉得这样挺好的。

这种回答从一个方面说明最主要的问题，很多的口腔负责人都不明白，我们现在做的儿童口腔门诊是你想要的儿童口腔门诊，还是患者想要的儿童口腔门诊。

当我再把这个问题反问门诊负责人的时候，他们都一致咬定，肯定要做一个儿童想要的儿童口腔。在实施过程中，我发现结果恰恰相反，做出来的儿童口腔门诊都是从成人的角度来考虑和设计的。

这里面有个重要的问题，我们不能再用惯性的思维去做儿童口腔。因为在传统过程中，我们在做成人项目的时候，我们会从自身的角度考虑问题，而做儿童口腔门诊，我们不能再回到从前了。更不会了解现在的孩子想要什么了。

笔者经常给各位医生朋友建议，如果想做儿童口腔门诊，就要抛弃原有的成人口腔门诊的惯性思维，要从儿童的角度出发，做一个能够在各方面帮助儿童快速成长的儿童口腔诊所。

笔者经常会把一些小朋友比较喜欢的图书还有动画片推荐给很多成人朋友。我会问询他们是否喜欢，很多人都会说真幼稚。其实这才是成人思维的真实答案，确实是幼稚。正是因为我们觉得幼稚，我们才是大人。我经常给医生朋友讲，我们不会再回到孩子那个年纪，再用孩子的思维思考一些事情、思考一些问题。

当我们真的要做一个儿童口腔门诊的时候，让我们真的站在孩子的角度考虑问题，其实这个改变思维的问题，对大多数的人来说是个世纪难题，如果我们真的了解孩子的需要，其实事情就非常简单。

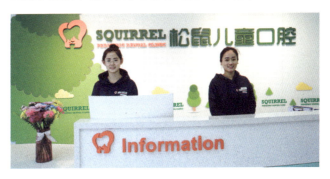

2. 做市场需要的儿童口腔

（1）3岁以下儿童患者

低龄儿童由于年纪太小，很多沟通都是无效的，所以对过于惧怕的孩子和躁动者，可适量镇静或舒适化治疗。因为在牙椅上的姿态需要稳定地支持，所以可由母亲抱坐在治疗椅上，帮助医生把孩子的双手按住，防止挣脱，影响治疗。诊疗有的时候也需要加上殆垫，严防分泌物呛入气管。

对于年龄较大的儿童患者在治疗前和治疗中用儿童易于理解的语言告知将要做什么，会有什么感觉。

如果小朋友不配合治疗，儿童口腔医生也可以用自己的行为来诱导小朋友。比如自己亲自张口，从而诱导小朋友张口。或者在开始治疗之前，让小朋友摸摸口镜、镊子，让小朋友了解和熟悉这些器械，这样就可以减少小朋友对口腔医疗器械的恐惧。

开始用慢而轻柔的动作操作，观察儿童的适应能力，逐步增加口腔治疗的力度和速度。

（2）3～6岁儿童患者

这个时期的儿童心理远未成熟，具有形象性和不随意性。医护人员和蔼的表情和关心的语言就显得非常重要，要让儿童明白他所接受的检查和治疗是必要的。

另一方面，要鼓励孩子的自我控制和约束力。在每一步诊治手段结束时都应给予口头表扬，以强化患儿的主动合作性，并把下一步要做什么诊疗简略地告诉儿童患者，让他感觉自己不仅是被检查者，也是参与者。

让家长躺在牙椅上抱着孩子，给予孩子充足的安全感。如此一两次以后，孩子就可以自己独立看牙了，看牙恐惧的根源就是不了解。

250

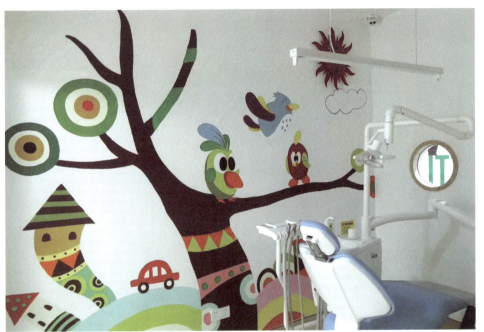

对于顽固性抵抗治疗的儿童，不能轻易放弃诊疗或采用不耐烦的态度对待。而放任迁就既耗时费力，又会导致病变发展，从而失去治疗的好时机。因此，必要时需采取保护性固定的方法，如裹住患儿手脚，或家长坐在治疗椅上抱紧患儿，将患儿双手固定于其胸前，双腿夹住患儿双腿。对拒绝张口的患儿，强制性给予开口器或殆垫。

（3）6～12岁儿童患者

这个时期的儿童患者，心理日趋成熟，也具有基本的个性，心理处于一种相对平静和冲突较少的阶段。绝大多数受过学校严格的组织纪律训练，有一定的自我约束力和忍耐力；其行为中具有社会性情绪色彩，较难强制。诊治过程中主要靠讲道理以取得患儿的配合，在治疗中随时给予一些保证和赞许是很有效的。

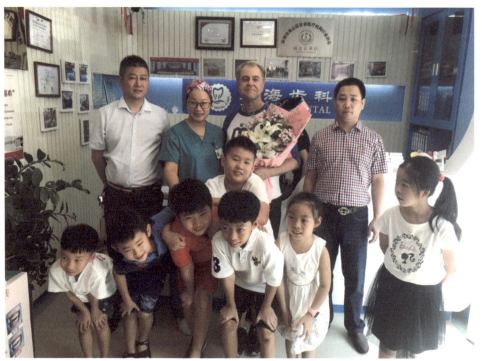

为了贯彻儿童口腔的健康知识，特请澳洲讲师欧大鸣先生讲解MRC理念，引导孩子做肌功能训练。图为深圳望海口腔的MRC活动日后，小朋友们与老师和医生们合影。

3. 做父母需要的儿童口腔

作为儿童口腔机构，要想尽一切方式、方法，把儿童口腔的科普教育工作做细致、做全面。如何通过一些不同的方式科普，可以让家长和小朋友共同参与，并且能有效地贯彻执行是很多儿童口腔机构在做科普宣教工作中一直困扰的问题，接下来，我们就把一些在生活中，可以做口腔科普宣教的机会和方法与大家分享，期望能够对儿童口腔科普工作起到一些帮助。

儿童口腔接触到的所有孩子，之所以有很多的口腔问题，尤其是口腔问题很复杂的，背后的原因其实就是父母口腔意识的缺乏。

也正是因为自己家孩子的口腔问题，家长才会从关心孩子的角度，与口腔医生详细地沟通孩子口腔问题。这个时候家长会从自我对口腔认知方面考虑，口腔诊所医生说的是不是适合自家的孩子，这个全部都由家长来做决定。所以，儿童的口腔疾病是否能很好地治疗，这个完全取决于孩子家长对口腔的认知程度。

大部分顾客都不懂口腔，所以只会从自我的角度出发，来决定是否需要口腔治疗或者会把医生的话转述，带给家里能做决定的人，然后家里有决策权的人再根据自我对口腔的认知来决定孩子是否要做口腔治疗。

而一般年纪小的孩子不会描述自己的口腔状况，再加上心理的恐惧感，所以年纪越小的孩子越不会清楚地把自己的病症描述清楚，而因为表述不清楚，所以导致很多家长对于儿童口腔问题不重视而耽误治疗。

家长因为自己对儿童的口腔认识不足，听的是孩子自己不准确的描述，所以家长在口腔门诊的描述也不一定能够描述清楚。

就算是准确描述了，一般孩子也不会第一次就直接治疗，除了孩子惧怕看牙的心理原因之外，最主要还是家长对口腔的认识不足，涉及较贵的费用，还是要斟酌再三的。

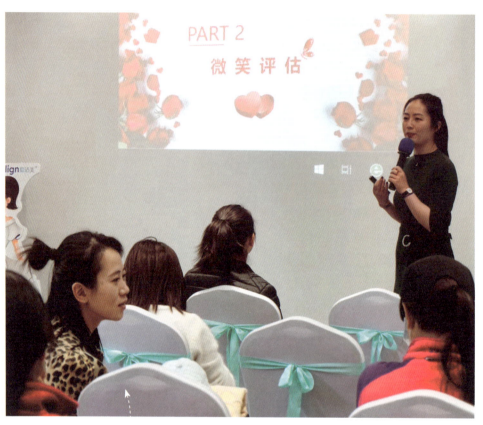

儿童口腔的科普教育工作是最普通、最平凡、最具有高难度的活动形式。而对父母口腔意识的提高，也是每个儿童口腔门诊必须做的一项基本功课。

如果是老人带孩子来口腔门诊问诊的，一般都不会直接看诊。因为老人们还需要回家问问孩子父母的意见。还有就算家长有一定的口腔意识，也会跑好几家不同的口腔门诊、问不同的医生，根据自我选择的喜好，会选择一个价格合适和服务都比较满意的口腔门诊。

因此，就算是家长想给孩子治疗，因为孩子的心理问题，需要多方面了解口腔诊所，所以来门诊之前，我们可能还需要对孩子进行很长时间的心理辅导。这样才能保障孩子来到口腔门诊有很好的依从性。

■ 如何运营一个有特色的儿牙诊所

首先我们先说一说第一个问题点：儿童口腔必须要做到差异化。

为什么儿童口腔就必须做到差异化，这个和儿童本身有很大关系。

儿童口腔和成人口腔本质已经发生了巨大的区别。传统口腔的营销门诊只需要对成人一个人沟通就可以。而儿童口腔除了要面对儿童之外，还要面对更多的儿童的监护者——爸爸、妈妈、爷爷、奶奶、姥姥、姥爷。也就是大家看中的一带六。正是因为如此，所以在客户沟通和服务上就不能像传统口腔那样对待。这个是做儿童口腔的一个必要的基准条件。

那什么是差异化？从书本的定义：是指一个企业能够为顾客提供满足其特殊偏好的某种独特产品或服务，从而使该企业具有区别于其竞争对手的差异化及差异化竞争优势。

换一个通俗的定义就是，你得和别人不一样，我选择你，是因为你有个性。为什么要先讲这个，其实我们从一开始就没有想好要做什么的儿童口腔，而在一味地追逐儿童口腔如何做，笔者觉得，差异化就是一个高楼大厦的地基，如果地基不打好，再怎么做，未来的高楼也是迟早要坍塌的。

那么儿童口腔行业如何做到差异化？那就需要我们彻底地了解儿童，站在孩子的角度，去打造一个孩子喜欢的口腔诊所。我从五个方面来给大家来逐一分析，如何打造一个受孩子喜欢的口腔诊所。

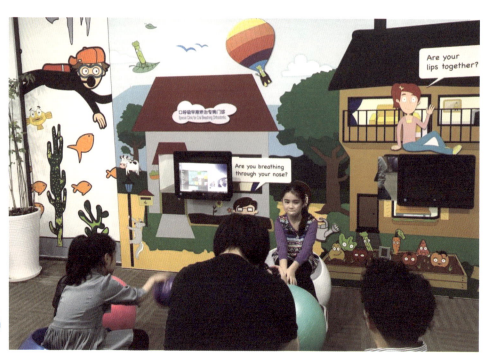

在很多的儿童口腔门诊中，很多会有MRC的肌功能训练室或者训练区。

第一，先来谈谈定位差异化

何谓定位？用通俗的话来讲，就是你想要成为谁？你想让消费者认为你是谁？比如做儿童口腔门诊比较早的青苗口腔，就是把自己清晰地定位在了儿童，而且更精准的定位在了5～12岁，在这个特定的群体里专做牙齿矫正，所以5～12岁处于换牙期的孩子都是青苗的目标受众。

因此，青苗儿童口腔的一句广告语就是"5～12岁是儿童牙齿矫正的黄金期"，在清晰地把客户群体定位了以后，青苗就给自己树立了一个行业内的权威形象，打出了自己的口号"儿童牙齿，矫正专家"。这8个字在青苗全国的门店招牌上随处可见。

仔细分析一下这个广告语，8个字清晰明白了讲清

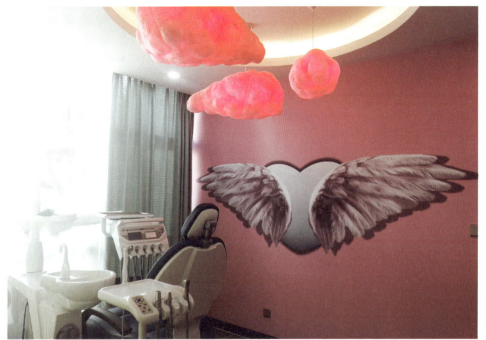

楚了自己的定位、特色、客户群，最主要是突出了自己和别的诊所不一样的地方，那就是差异化。

举一反三，其实儿童口腔有很多可以轻易介入细分领域的定位，比如某个儿童口腔品牌就在宣称一年拔乳牙多少颗，这个就是给消费者定位的一个锚点。有的时候定位不是我们要自己说，而是通过一些事情让消费者自己下一个定义——你就是专家。大家可以想一想，一个孩子才多少颗乳牙，而一个诊所一年就拔掉了几千颗，那么在拔乳牙方面，这个诊所肯定是专家。

其实各行各业都一样，如果想要在某一块做到专业，精细化必不可分。如果想要做口腔行业，想要做儿童口腔门诊，大家需要先静下心去想一想，作为儿童口腔医生更擅长哪一块，有哪些年龄阶段的孩子，这个年龄阶段的孩子常发病症是什么？哪一块更适合我？根据自身的情况，选择一个与众不同的定位，成功进入消费者的心智，成为细分品类的第一品牌。

第二，来说一说视觉差异化

相信很多口腔门诊的医生朋友们都没有关注到这个点，因为更多的口腔诊所在装修的时候都是按照传统诊所的思维做的装修。每当我提到这个的时候，其实很多朋友还是有在传统的医院装修的概念。不会想到口腔门诊为什么还要做视觉的差异化。

直到业内最著名的一家网红儿童口腔开起来之后，大家才会发现，原来，儿童口腔还可以这么做。其实，一早行业内就有在做视觉差异化，只是没有引起大家的关注。

那么为什么要做视觉差异化呢？我们从一个心理效应说起。心理学上有个首因效应，也叫首次效应、优先效应或第一印象效应，指交往双方形成的第一次印象对今后交往关系的影响，也即是"先入为主"带来的效果。

那么首因效应如何解释呢，用通俗的话说，就是眼缘，看上眼了。用现在流行的话说，那就是确认过眼神，遇上对的人。

如何让消费者确认遇上了一个符合自己品位的店，那就是门诊的门头。为什么这么说？因为消费者是否决定进门，在进门之前，对于门诊有个整体的评估，这个门诊是否符合我心目中的消费档次，是否是我心目中对口腔门诊的要求，每个人都有一个自己的衡量标准。总的来说，就是专业，像那么回事。大家

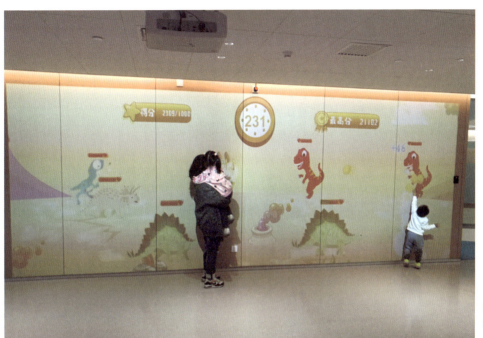

259

用心想象一下自己口腔门诊的门头和装修，是否达到了消费者的目的和要求了呢?

很显然，大多数都没有，其实这就是很多门诊老板苦恼的一件事情，为什么我的门诊地段也不错，然而客户都不来，却去了旁边的一家地段还不如我的门诊。其实他哪里知道，消费者只看了门诊一眼，就已经把它排除了。

那么如何利用门诊门头，也就是外部环境吸引消费者呢，其实口腔行业内很多儿童口腔已经给我们做了一个很好的示范。让小朋友看到就喜欢，和传统的口腔诊所形成强烈的对比。

第三，来说说产品差异化

口腔门诊还需要做产品？什么是产品？如何做产品？怎么做运营？很多口腔门诊的医生朋友们没有形成产品化的概念，只是在追求别人能做的，我也要做，别人便宜，我要更便宜。更不要说产品差异化了，当我这个产品差异化的概念提出来的时候，大家都不知道怎么回事。我接下来用一个案例来说明情况。

前面提到过，青苗儿童口腔是做儿童牙齿矫正的，那么做矫正的产品有几个？我相信更多人会说出市场上最早一个儿童矫治器品牌。而青苗儿童口腔用的是一开始很少人知道的一个芬兰的产品。也就是利用这个矫治器，青苗儿童口腔在几年的时间，发展到了10多家门店，成为儿童口腔行业里的一个标杆。

那么根据这个案例，我提出产品差异化的第一个概念，做同样的市场，做不一样的产品，得不一样的利润。大家都知道的某个产品矫正费用5000~7000元。而青苗儿童口腔用的芬兰的儿童牙齿矫治器，两年期的矫正费用28800元起，一般复杂的案例都是3万多元。所以每个客户的客单价都会在3万元左右，而一年要做500万元的业绩，只需要不到200个替牙期的孩子就可以完成。

当然产品差异化也可以从另外一个方面去看，那就是相同的产品，我提供了什么样的增值服务，增加一定的产品概念，让产品更加有魅力和竞争力。比如，同样是拔牙，在成人的口腔门诊，可以是拔牙，而儿童口腔，就可以说是捉小虫子，把一个拔牙的普通产品，加入了一些概念化元素，再提供一对一的个性化服务，就形成了儿童口腔产品独特的优势。

特色经营战略是使企业所经营的产品或服务具有与众不同的特色，它可以表现在产品的设计、性能、质量、售后服务、销售方式等方面。具有某种经营特色能使企业在竞争中处于有利地位，使同行业的现有企业、新进入者和替代产品都难以在这个特定领域与之抗衡。特色产品（服务）往往有较高的利润率，但往往要以成本提高为代价，因为要增加设计和研究开发费用，提高原材料档次，加强广告宣传等。

誓言：

我希望拥有洁白整齐的牙齿

不用爸爸妈妈督促

我会坚持佩戴青苗咬合诱导器

我相信自己

我信赖青苗

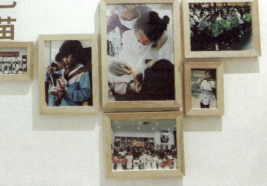

可以看出，同样的客户群体，产品的选择不同，收获完全不同。当然也有朋友说，价格决定了客户，罗慕的产品不是普通大众用的。其实这么说也对，大家不都想做高端客户吗？没有高端产品怎么做高端客户？这就是产品差异化的第三个概念，用产品和价格筛出你要的客户。既然要做市场化，就得根据诊所和产品定位，选准自己的客户群体，而不是什么客户都想做。

请记住，用产品把不是你的客户挡在门外，用价格锚定你的客户群，只有这样，你才能用心地服务好真正属于你的那一部分客户。

爱笑的孩子是最美的天使

第四，讲讲服务差异化

相信提到服务最好的企业，大家都会想到海底捞。但是口腔行业服务做得最好的是哪个？估计很多人都不知道。对于企业来说，什么是好的服务？我认为就是企业为客户提供了贴心的照顾。用前面的话说，定位就是进入消费者心智，那服务呢，我认为应该进入消费者生活。

现在我们很多企业的服务都只停留在本职工作上。客户进店我们礼貌热情，无微不至，就诊环节更是能够做到关怀备至，客户至上的理念贯彻得很到位。但是客户来了就是不买单，或者有些客户体验过后再也不来了。这究竟是什么原因呢？

这个问题很多人都问过，尤其是个体门诊的老板，其实当大家都在问这个问题的时候，我反过来问了大家一个问题，你有体验过你们门诊的服务吗？

图为沈阳市米加儿童口腔设置的网红墙，对于很多的小朋友来说，一个可以玩耍可以做游戏的地方，都是开心的场所。

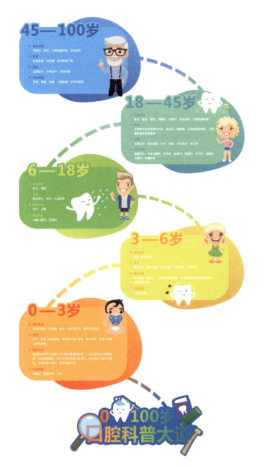

图为丝桐公司在线下体验店设置的口腔科普大道，详细地讲解了从儿童到成人不同的年龄阶段应该注意的口腔科普保健知识。消费者从进门开始就走上了口腔知识的道路。

第五，来说说营销差异化

这是五个核心点的最后一个，也是要最重点讨论的话题。差异化营销，按照书面的解释，那就是针对细分市场，针对目标消费群进行定位，导入品牌，树立形象。在市场细分的基础上，针对目标市场的个性化需求，通过品牌定位与传播，赋予品牌独特的价值，树立鲜明的形象，建立品牌的差异化和个性化核心竞争优势。按照通俗的话来说，做出和别人不一样的营销动作。让消费者第一时间记住你。

如何做得不一样，其实很多门诊都在思考，但是每天还是千篇一律做同样的事情，丝毫没有新意。这个事情在出现一个网红诊所后完全颠覆了。

我相信很多朋友都知道我在说哪个诊所，确实，以前口腔行业里的朋友做的营销，我认为应该是销售，为什么只能叫销售，因为销售就是把自己的思想要强加在消费者的脑海里，然后想办法让消费者来掏钱。而营销则不同，营销是让消费者主动来消费，而且是开心的消费、乐此不疲的消费。这个就是营销和销售最大的不同。

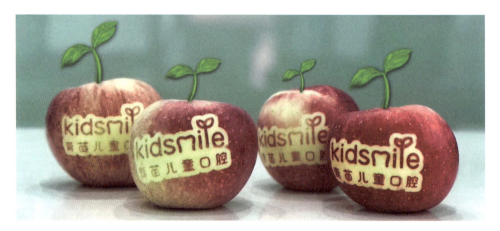

那么有特色的儿童口腔在营销上都有哪些成功之处呢?

其实就是打造了一个独特的场景,让消费者,确切地说,是小朋友,喜欢在这个地方开心地玩,让家长消费做成顺便的事情。

首先,根据口腔门诊不同的产品,设置客户不同的消费场景,根据不同的客户会提出的问题有针对性地解答。

其次,在门诊设置不同的消费节点,从"三室三墙"的沟通路线开始,设计好不同环节与客户互动的话题,还有沟通要点,根据客户的不同反馈,给予相应的解决方案。

最后,根据小朋友,也就是我们的小患者,自身的病症出发,给予客户合理的建议,并在此沟通的基础上,推荐相应的联合治疗方案。

相信很多朋看到这里,思路上会有一些启发,期望各位的儿童口腔项目都能做到差异化,在本地是个既有特色又具有个性的门诊,能从众多的口腔行业中脱颖而出!

图为笔者在青苗儿童口腔曾经做过的儿童口腔早期矫治营销案例,这个营销创意的出发点就是我们的儿童口腔医生总会叮嘱孩子家长,多给孩子吃点硬的食物,苹果不要削成块,更不要榨汁,要让小朋友多啃一啃。

■ 打造特色儿童口腔运营体系

在讲运营之前，我们先搞明白一个问题，运营和营销有什么区别？

营销的官方解释是：关于企业如何发现、创造和交付价值以满足一定目标市场的需求，同时获取利润的学科。营销学用来辨识未被满足的需求，定义、量度目标市场的规模和利润潜力，找到最适合企业进入的细分市场和适合该细分的市场供给品。

运营的官方解释是：运营就是对运营过程的计划、组织、实施和控制，是与产品生产和服务创造密切相关的各项管理工作的总称。

那么两者之间有什么区别呢？

1. 营销更偏向于前端，运营更偏向于后端

传统概念上讲营销，更多的人会想到做广告、市场推广等。在一线市场"冲锋陷阵"的，大多数都偏向于前段的市场。而运营更多的偏向于内部，内部流程的树立、内部体系的建立等。

2. 营销更偏重于获得流量，运营更偏重于如何存量

营销的目的就是为企业获得更多的新客户，因此，所有的推广方式和手段都是为了能够如何快速吸引到客户。运营则需要思考的是，客户来了以后，有多少是可以留存下来的，如何通过一些方式能让消费者更多地留在企业。

3. 营销更偏重于推广方式，运营更偏重于客户体验

营销为了获取更多的客户，因此会采取更便捷更快的推广方式，近几年流行的

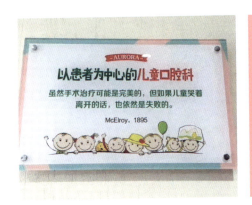

以患者为中心的运营体系，就是在打造患者的消费体验。

线上营销引流到店，就是一种很好的线上和线下结合的营销方式。而运营更多要思考的是，客户来了以后体验如何，哪种更好的服务流程和体系能让用户长期地留存下来。

4. 营销更偏重于推广效果，运营更偏重于流程体系

营销始终都是以数据结果来说话的，要求的是一套系统和体系来支撑。而运营更多的时候就是为"前线部队"建立一支源源不断的供血系统，保证前端在"冲锋陷阵"的时候不会因此断水断粮，保证营销工作的顺利进行。

5. 营销更偏重于获得用户，运营更偏重于讲究成本

现在的客户每天被不同的营销方式包围，客户也变得难以短时间内说服。因此，获得一个客户的成本都非常的昂贵，而运营更看中的是这个客户在企业的生长周期中，能贡献出什么样的价值，不管是人力成本、时间成本、沟通成本，成本永远是运营首要考虑的问题之一。

因此，营销更多注重的是市场的推广与传播，具有很强的时效性，营销会利用不同的市场推广方式为企业获得更多新的客户。

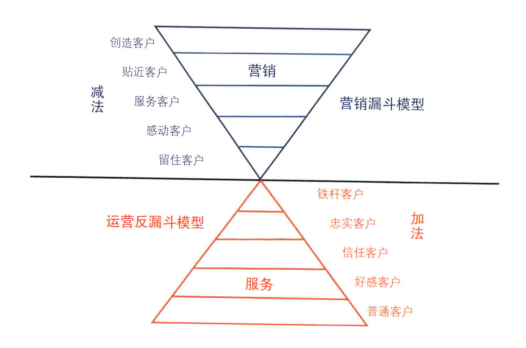

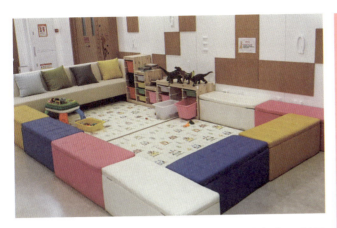

　　而运营更多注重整个企业生命周期的变化，利用标准来规范和维系产品与用户，打造更好的服务体验，为企业留存更多的忠实顾客。

　　运营这个职位，更多的是应用在互联网行业，大家更为熟悉的是互联网的产品运营。拉新、促活、转化、留存为互联网运营的四大职能。那么口腔行业的运营到底是做什么的？口腔行业是否需要运营？

　　就口腔行业整体来看，现在还没有几个企业是真正做运营的。现在很多口腔门诊所谓的运营，其实就是管理者。更多的是负责门诊的管理工作，还没有起到运营的作用。那么什么才是真正的运营？

　　通过运营这个纽带，把营销团队和医护团队，一前一后两个团队深深地凝聚在一起。让冲在一线的营销团队和负责后期治疗服务的医疗团队，两个最关键的团队捆绑在一起。通过运营的链接，两个部门之间紧密配合、团结协作。通过这种运营体系，可以让团队的每个人都能够发挥更大的绩效能力，都能够自动自发地为客户提供无微不至的服务，创造更高的业绩，这其实才是运营的真正作用。

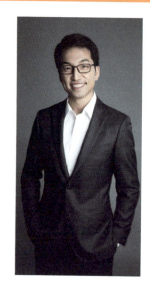

塔尔盖
蒙古族
在内蒙古呼和浩特市出生长大
保送清华电机工程系
清华本科毕业后去美国留学／工作
先后在美国GE公司做工程师
在Valeo公司做项目经理
后在Stanford获得MBA
毕业后加入财富500强Danaher集团旗下KaVo公司的美国总部
2年后，被派回国内做中国区高管

2014年底辞职创业
2015年创立极橙齿科，并获得真格基金天使轮投资
2016年获得分享资本Pre A轮投资
2017年获得IDG和道彤A轮融资
2018年获得清新资本A+轮融资
现专注于打造一个"帮孩子快乐看牙"的儿童齿科连锁

文化驱动的才能长期发展

我创业4年，最大的感受是，运营一个医疗服务机构，特别是儿童牙科诊所，最关键的是人。而人，一定要靠文化驱动，才能使公司长期健康发展。

首先，医疗服务机构里的关键因素不是装修，不是设备，甚至都不是流程，而是机构里的每个工作人员。再好的设备和流程，也弥补不了工作人员冷冰冰的态度给客户带来的糟糕感受。反过来，工作人员认真负责的态度和热情的服务，却可以弥补很多其他方面的不足。而让工作人员长期保持服务热情，给客户发自内心的微笑，靠强迫是肯定不行的，甚至流程的作用都有限。管理者难道要测量监控每一个微笑露了几颗牙齿，眼睛是否眯缝起来吗？显然不可能。这里，文化会吸引合适的人，并且给合适的人提供源源不断的能量和驱动力。

其次，在一个医疗服务机构，每天都发生着很多大大小小的事情。地域不同，客户不同，工作人员不同，很难有简单统一的标准动作。毕竟医疗服务机构不是麦当劳那样简单。所以很多发生在门诊里的日常决策，都不可能完全依靠规章制度，而更多需要每个工作人员在理解公司的理念，灵活处理。这里，文化就起到了灵活而不失原则的行为准则的作用。

最后，对于一个初创企业来说，真的符合一句话：不是因为看到希望才坚持，而是因为坚持了才看到希望。可大家凭什么愿意坚持呢？就是因为相信。那为什么要相信一个风雨飘摇的初创企业呢？这里，文化起到了团结力量，共同向前的作用。

那么怎样才能建立能够帮助企业长期健康发展的文化呢？下面是我的一些初步思考。

1. 建立清楚的使命、愿景、价值观

多数人希望自己做的事情，除了养家糊口，还能有更大、更高的价值和超越自身的意义。

好的使命、愿景、价值观，可以指引战略，甚至就是最高层次的战略。好的文化鼓励的行为，一定是公司最需要的行为。

2. 创始人必须以身作则

文化的建立必须自上而下。创始人的行为是文化的最好体现。

3. 文化的口号化、故事化

文化如果需要死记硬背，就说明不可能在日常工作中运用。怎样才能不需要死记硬背？口号让文化容易传播，故事让文化容易理解。特别是发生在日常工作中的真实故事。

4. 口号的日常化、运营化、工具化

口号如果太高大上，就没有意义。口号一定要能运用到工作的日常，最好和具体运营场景紧密结合，通过工具的形式体现出来。避免文化空转，成为贴在墙上的文化。

5. 对不符合文化的人绝不手下留情

一个人不需要故意作恶就可以影响团队文化。当管理者发现某个人有文化问题的时候，团队早就发现了。当管理者发现某个人有一次不符合文化的时候，这个人已经有过10次了。因为多数人在管理者面前的表现都是最好的。一个公司文化的最真实体现为雇、解雇、提拔、降职什么样的人。

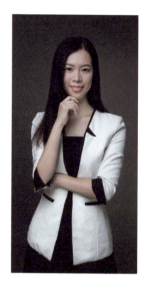

王斯卉（Wish Wang）
口腔领域自媒体人
口腔营销运营智库发起人
啊哈商学院首席讲师
啊哈商学院市场营销咨询创始人兼 CEO

儿童口腔管理运营之"道·法·术"

近年来"儿牙"成为一个很火的话题，越来越多的"儿牙专科门诊"或者"儿童口腔特色区域"如雨后春笋般崛起，"小牙医活动"几乎成了所有民营诊所的"标配"市场活动。

纵观此现象背后不难发现，从市场大环境来看，随着二胎政策的开放及万千家庭口腔保健意识的提高，儿牙正处一个千亿级蓝海市场萌芽时期；从民营诊所的个体发展来看，大家正努力寻求一个"破局点"，即在竞争日益激烈的今天如何通过"差异化"突出重围。

在同很多诊所老板交流的过程中我们发现，很多人认为的"儿牙特色诊所"无非是多一些孩子喜欢的元素，从滑梯海洋球到各式小玩具，其实不然。装修只是氛围的营造，但要管理运营好儿童口腔诊所还需要从"管理之道""运营之法""营销之术"的层面系统化学习和研究。

从管理之"道"的角度而言，一个成功的儿童口腔必不可少三大要素：儿牙医生、儿牙产品、儿童患者。如何通过明星医生IP打造的思路将儿牙医生的"专业性"和"亲和力"传播出去形成好口碑？如何通过"单产品线运营"的思路寻找到自己的"导流款""爆款"和"盈利款"构建起自己的生态圈？如何服务好每个儿童患者及其家长，让其满意度高于期望值，从而带动口碑传播？这些问题是每个儿牙诊所管理运营者需要

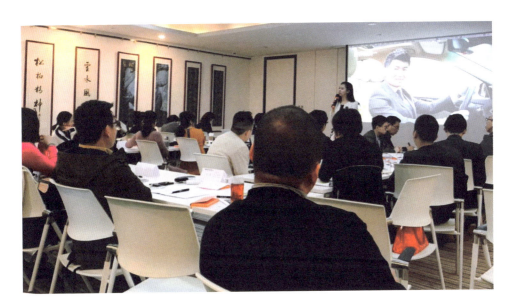

深思的。

从运营之"法"的角度而言，儿牙这条单产品线可谓是将诊所管理-运营-营销体系中的"拓客-留客-锁客-升客-转客"阐释得最淋漓尽致了，活动拓客、套餐锁客、儿童早期矫正升客，以及通过母婴圈拉动"口碑营销"已经成为大家所熟知的运营之"法"，其实最终的成败与否，很大程度上取决于诊所的"触点营销"和"亮点管理"是否到位。

从营销之"术"的角度而言，目前所有的儿牙诊所几乎都在风风火火地做"小小牙医"活动，可为什么你的小牙医活动"玩玩闹闹"仅此而已，而别人家的小牙医却能实现从0到儿童早期矫正的高转化呢？其实清晰的"定位"会决定你的运营模式，你的运营模式会决定你的营销模式，你的营销模式会决定你选择了哪些渠道开展活动。一场成功的市场活动，重点不是现场流程和布置，关键在于渠道的选择和邀约了哪些儿童患者群体。

综上所述，一个成功的儿童口腔诊所必定是"点、线、面"的完美结合。从"亮点管理"和"触点营销"的"点"出发，再到"单产品线运营"中"线"层面的夯实，到最后营销体系、运营体系、管理体系"面"的延伸，这样方可让你的儿童口腔走得更远、更好！

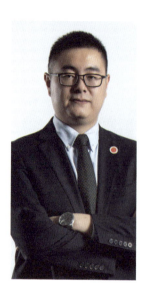

许立强
ERIC
河马口腔创始人
四川口腔沙龙执行委员
儿童早期矫治超级话题主持人
口腔门诊 IP 化运营倡导者

272

以产业化的心态打造儿童口腔事业

和葛强老师从认识到相知，这些年的创业让我在聚会上相识了太多太多有想法的人，有的成了很好的合作伙伴，有的成了心意相通的战友，而像"葛强老师"对儿童口腔如此痴迷的人真的是少之又少，难得的坚持让我们成了无话不谈的"蜜友"，而每次的话题都是围绕如何打造更好的儿童口腔商业模式，让更多的医生都能够加入儿童口腔的事业中，让更多的孩子能尽早地受益。

很开心受邀写一篇关于儿童口腔运营的心得体会，做儿童口腔可能每个人的出发点都不一样，但是所有儿童口腔人都有一个一样的特质，就是心怀大爱，为的是孩子的健康成长、给宝贝最美的微笑。

自2017年创立河马口腔品牌至今，很多人都问我为什么你们叫"河马口腔"？我们也时常问自己，我们怎么就叫"河马口腔"了？是否我们除了有常规认真负责的临床体系，我们是否也会有一套攻无不克的儿童口腔运营体系。

当然在这一切之前，我们需首先要解决"人"的问题。而"人"的问题更多的就是解决价值观的问题，因为只有共同价值观的人才会走在一起。

在之前门诊运营的经验，我发现绝大多数门诊内部不是缺乏完善的管理体系以及相关制度，而是缺乏对这些制度的解读与贯彻执行。

大家都知道，二流的点子加一流的执行比一流的点子加三流的执行更重要。目前的口腔行业的市场日趋激烈，铁打的营盘流水的兵，无论是快速扩张的连锁门诊，或是新开的特色门诊，吸引更多优秀的人才加入永远都是团队负责人要解决的问题，而解决"人"的问题，其实根本就是想找到一些具有高执行力的人。

而想留住这些人，首选就是，打造一个具有吸引力和有活力的团队，让新人能够更快地融入，让团队人员减少摩擦。因此，塑造有执行力的团队文化，永远是第一需要解决的问题。

河马口腔内部一直在提炼"河马语言"，有些类似如今商学院里的标准话语言，不同背景的人，在听到一个词的时候，我们想让"河马们"都明白，我们要表达的意思，同时也能明白我们想要达到的结果。其实这很难，我们也知道这很难，所以我们才会去做，做出来就会有一群河马，一群说着河马语言的团队。语言并非只是话语，可以是流程，也可以是体系，我们正在逐渐用"河马"体系塑造一批有高度认同的团队文化。

相对于其他负责门诊运营的前辈不同，我本人有着非常丰富的产品推广和销售的经验，自2015年至今，我一直致力于儿童口腔门诊产业链上游发现并推广相关的技术与产品。帮助医生更高效安全地完成临床治疗，帮助孩子可以更趣味性地完成枯燥的治疗，同时也帮助门诊，尤其是儿童口腔门诊开展更优质化的服务。

俗话说："上医治未病"。相信所有的儿童口腔医生都坚信，预防大于治疗。为此，河马口腔做了很多河马体系特色的大量科普宣教工作，也陆续制作了很多带有河马IP相关的物料，我们期望通过自己特色的体系产品，能够更快地影响到一些家长和孩子，当然，我们的"河马家族"成员，也受到了家长以及同行们的一致欢迎。

我们一直在尝试，除了在做好门诊常规运营以外，儿童口腔是否也可以在产业化道路上再迈开一步，从文创入手，通过文化的传播，让更多的家长了解儿童口腔，让更多宝贝爱护好牙齿。

我们坚信，只有这样，儿童口腔才会发展得更长久。

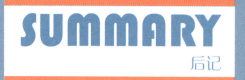

场景化让孩子看牙更开心

"场景"这个词语，最早由罗伯特·斯考伯和谢尔·伊斯雷尔在其著作《即将到来的场景时代》中提出，笔者描述了场景时代的5种技术力量：大数据、移动设备、社交媒体、传感器和定位系统，关注这五者之间的联动效应，展示了未来25年互联网将进入的新时代——场景时代。

场景化，就是在一定时空中，由于移动互联网与社交传播凸显与强化的人性需求被满足的过程。场景化传播的价值就是在此过程中产生的各种"赋能"。

从笔者的角度理解，所谓的场景化，就是特定的用户在特定的时间和特定的地点的一系列消费行为。反过来说，就是在一个特定的场景下，消费者的需求是什么，会想什么，会做什么？我们会有哪些营销机会和可能？如何能更快地达到我们的企业目的？企业和消费者接触的场景是无数个的，因此，营销也要因地制宜，根据环境不同，变换不同的营销方式。

场景化在口腔行业已经有各种不同的体现了。在儿童口腔，不同的口腔门诊都有不同的应用。比如极橙儿童齿科，打造的游乐场场景让很多的小朋友都流连忘返。极橙儿童齿科颠覆了所有人对看牙场所的认知。以前家长会对小朋友说：只要你好好看牙，我就带你去玩。而极橙更颠覆了孩子对看牙的需求倒置，变为我带你去玩，顺便看个牙。

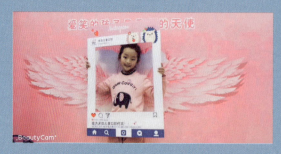

如何打造儿童的独家记忆是每个儿童口腔都应该去考虑的问题。年纪越小的孩子对事物的评价越简单。比如，好玩、高兴、开心。图为沈阳米加儿童口腔的网红墙。

"触点"是场景化的缩影。什么是触点思维？

　　触点思维，其实就是我们和客户接触的每一个点。也就是客户和门诊接触的过程中，我们如何管理好消费者的视觉、听觉、触觉、嗅觉、味觉等客户的体验，其实就是客户体验过程的全方位管理。

　　美好是一切的开始。

　　那么客户和我们有哪些接触呢？其实从消费者第一眼看到我们的三折页，看到我们的门店招牌，看到我们在网上撰写的文章，这些都是我们和消费者接触的触点。所谓的触点思维，就是我们要用科学的管理方法，管理和消费者接触的每一个触点。

　　儿童口腔更应该管理触点，因为每个孩子到口腔门诊都会有大人的陪同。这也是现在大家都在关注儿童口腔的一个重要部分，因为一个孩子可以给我们带来很多的大人。而消费者的增加，我们和消费者的接触点就会增多，一旦我们和消费者的接触点增多以后，这些接触点就会互相影响、互相制约。

　　例如，做儿童口腔经常会遇到的一个问题，父母想给孩子看牙，但是孩子因为没有接触过儿童口腔，对医生会有恐惧，会非常抗拒看牙。

　　这个时候我们和父母的触点是没有问题的，但是儿童的这个触点就会影响父母的触点，最终的结果就是看牙的事情就不了了之了。现在的社会，更多的情况就是，只要孩子不愿意来，家长也没有办法。

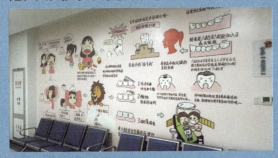

把科普宣教用漫画的形式展现，就是把科普宣教的触点进行了精准化的管理，因为更多的小朋友对图画会有更大的兴趣。图为徐州口腔医院的科普宣教墙。

　　那么学习"触点"思维对我们儿童口腔有什么帮助呢？

1. "触点"思维打造一次非凡的就诊体验

　　现在很多的口腔门诊都会比较欠缺营销思维。而如果我们能够梳理好消费者的触点，会更加了解我们这个时代的父母心理。读懂消费者，就知道了我们消费者的购物理念和消费心理。

2. "触点"思维让孩子看牙更快乐

做儿童口腔门诊，我们不要只局限于口腔，我们要从"儿童"这两个字出发，做一个符合新时代儿童需要的儿童口腔门诊。从儿童的视角出发，用儿童的心态、熟悉儿童的心理，打造一个儿童喜欢的欢乐世界。

3. "触点"思维为孩子打造一个良好的消费体验

儿童口腔门诊总体是为孩子服务，因此，用场景化塑造不同的"触点"，细心考虑每个"触点"带给孩子的体验，精心打造每一个流程、梳理每一个环节，创造孩子愉悦的消费体验。只有孩子满意，才是好的"触点"。

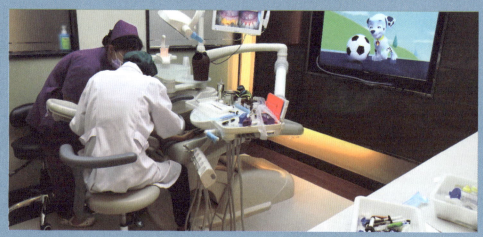

如何打造一个孩子喜欢的看牙体验，儿童口腔门诊用了无数的方法。而动画片对孩子是最有诱惑力的。图为笔者6岁的孩子在看牙，诊室电视里的动画片会让孩子依从性变得良好。

美国著名发明家、思想家和语言学家雷·库兹韦尔在《奇点临近》一书中描述，每一次新场景的质量积累，都预示着一次生活和情感的重塑与新生。在儿童口腔行业，场景的打造也是至关重要的，我们要学会管理消费者的触点，做好场景化的布局，场景是吸引和留住消费者的根本，游戏是场景化的一种形式，而这个形式恰恰是孩子最喜欢的。

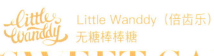

Little Wanddy（倍齿乐）
无糖棒棒糖

SWEET CARE

健康护齿新潮流

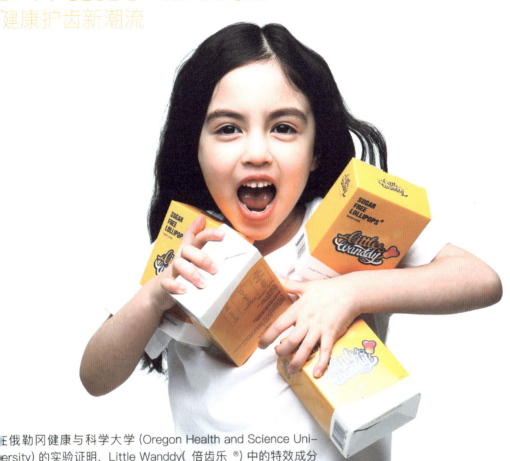

277

在俄勒冈健康与科学大学（Oregon Health and Science University）的实验证明，Little Wanddy（倍齿乐 ®）中的特效成分 Glycyrrhizol A，能长效抑制导致龋齿的变形链球菌。

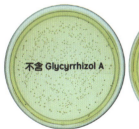

不含 Glycyrrhizol A

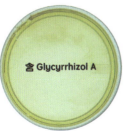

含 Glycyrrhizol A

不含 Glycyrrhizol A 成分的培养皿，48 小时后，变形链球菌疯狂生长

含有 Glycyrrhizol A 的培养皿，48 小时后，变形链球菌被完全抑制

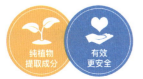

纯植物提取成分　　有效更安全

以上数据和图片来自<Effectiveness of a Novel Delivery System on Salivary Flow Rate, Quality of Life, and Inhibition of Caries Microbiota in Sjögren's Syndrome Patients>,刊登于International College of Prosthodontists , 2013

什么是 Glycyrrhizol A ？
从植物中发现的有效防蛀活性成分，对消灭虫牙牙菌有非常显著的效果。——维基百科

为什么 Glycyrrhizol A 天然而珍贵？
Glycyrrhizol A 从特定产区的天然乌拉尔甘草中提取，每吨乌拉尔甘草中只能提取不到 1 千克的 Glycyrrhizol A。

为什么要选择 Glycyrrhizol A 对抗蛀牙？
含有 Glycyrrhizol A 的棒棒糖在美国已销售 10 年，市场证实非常安全有效。

扫描二维码
免费领取棒棒糖

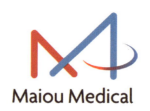

Maiou Medical

　　上海麦鸥生物科技有限公司作为澳大利亚MRC中方代表机构，在将近10年的风雨历程中，不忘初心，坚守宗旨，坚定而满怀信心地宣讲"肌功能"的理念和"整体健康"的重要性。治疗目标——破除口周肌群的干扰，阻截不良习惯，使颌骨的自主生长发育得以实现，完成牙齿的向心生长，排齐牙齿。

　　通过破除不良口腔习惯以及帮助患者重新养成良好的吞咽习惯，实现错𬌗畸形的预防和治疗。专注于口周肌功能异常症状的预防与治疗，向全中国的医生普及OSAHS的潜在危害，释放孩童的自然生长和发育，致力持续改善每个孩子未来的健康发展。

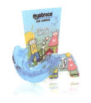 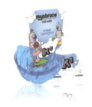 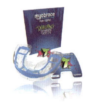

1. 预成的口腔肌功能材料
　　为医生在最短的时间内解决临床所需，加强医患关系；
　　材料舒适有弹性，色彩丰富，增加患儿的配合度；
　　材料原装进口，价格优惠；
　　材料适应证广泛，从简单病例到复杂病例，必有一款适合您；
　　材料总类丰富，各个年龄段，均有相对应的材料适合您；
　　材料安全无毒，采用非侵入性治疗，不影响患儿的日常生活。

2. 配套的肌功能训练
　　通过材料的使用和坚持配合"肌训"，帮助患儿调节肌功能，"公主"更优雅，"王子"更帅气，直立挺拔地生长；
　　提升病例效果的稳定性；
　　将OSAHS扼杀在摇篮里。

3. 全方位的课程宣教帮助临床开展"口周肌功能治疗项目"
　　定期的（半天/次）"专员培训课程"；
　　定期的（全天/次）"初级课程"；
　　定期规划（3天）带有诊所实操观摩的"中级课程"；
　　年末（12月份）场场火爆的"海外高级课程"；
　　深入诊所的专员培训和"MRC活动日"。

　　方便灵活、价格低廉的线上课程，足不出户跟着"大咖们"学习"儿童颜面管理运营"。
　　（扫码）>>>（回复）>>>（填写信息）>>>即可享受课程优惠。

　　（如课程设计有所调整，我公司有最终的解释权）